Maux de tête, fatigue, prise de poids...

je me sens mal,
mais je ne sais pas pourquoi... !

PHILIPPE-GASTON BESSON

Je me sens mal, mais je ne sais pas pourquoi ?

La candidose chronique, une maladie méconnue

jouvence
EDITIONS

COLLECTION
TROIS FONTAINES

Du même auteur *(aux éd. Jouvence)*
- *Acide-base, une dynamique vitale*
- *La crème Budwig*
- *J'ai mal partout !*
- *Je suis fatigué, mais je ne sais pas pourquoi... !*
- *La méthode Kousmine* (en collaboration avec l'Association médicale Kousmine)
- *Les 5 piliers de la santé* (en collaboration avec A. Bondil, A. Denjean, Ph. Keros)

Autres titres de la collection Trois Fontaines
- *Et si vous étiez allergique ?* (Dr Élisabeth Sambian-Noël)
- *Le cholestérol... exactement !* (Christian Brun)
- *Les succès de la magnétothérapie* (J.-F. Olivier/M. Lacroix)
- *Les réseaux géobiologiques* (P.-J. Garel/G. + N. Fleck)
- *Le diabète... exactement !* (Christian Brun)
- *L'eau, source vitale de votre santé* (Christopher Vasey)
- *L'équilibre glycémique* (Jacques Fontaine)
- *L'ostéoporose... exactement !* (Dr Philip Keros)
- *Arthroses, arthrites et rhumatismes* (Christian Brun)
- *Développez votre potentiel énergétique* (G.-A. Ulmer)
- *Le pouvoir psychique des aliments* (Christian Brun)
- *Ste-Hildegarde, la santé entre ciel et terre* (Daniel Maurin)

CATALOGUE GRATUIT SUR SIMPLE DEMANDE
ÉDITIONS JOUVENCE
France : BP 90107 – 74161 St-Julien-en-Genevois Cedex
Suisse : CP 184 – 1233 Genève-Bernex
Site internet : **www.editions-jouvence.com**
e-mail : info@editions-jouvence.com

ISBN 978-2-88353-323-3

Mise en pages : Nelly Irniger – Couverture : Dynamic 19

SOMMAIRE

INTRODUCTION

DÈS NOTRE NAISSANCE, nous vivons continuellement dans un univers de microbes et sommes les hôtes d'une myriade d'agents microbiens avec lesquels nous entretenons chaque jour des relations dites "symbiotiques". C'est-à-dire que les millions de bactéries et de champignons qui résident dans notre nez, notre bouche et nos gencives, notre gorge, nos poumons, nos intestins... ne déclenchent chez nous aucun trouble, ne sont responsables d'aucune maladie. Ces micro-organismes font donc partie intégrante de notre vie, au même titre que notre nourriture ou les innombrables produits chimiques qui nous entourent toujours plus.

On a dénombré plus de 400 espèces différentes de microbes (autochtones) vivant normalement dans les intestins d'un individu sain. La plupart d'entre eux participent à un certain nombre de processus physiologiques, comme la dégradation des pigments biliaires et la fabrication de la vitamine K. Ils freinent le développement des levures ou champignons et favorisent l'information immunitaire (par stimulation constante des capteurs immunologiques que sont les plaques de Peyer, localisées tout au long de la paroi de notre intestin).

Cet environnement microbien dans lequel nous baignons sans cesse nous reste indifférent tant que notre défense immunitaire est correcte. Il ne commence à nous poser des problèmes qu'au moment où notre résistance organique se met à décliner. La défense immunitaire est un processus qui englobe un ensemble de mécanismes compliqués, qui collaborent dans le but de protéger notre organisme contre l'agression de ces microbes. L'un des mécanismes les plus importants de cette défense s'effectue grâce à la destruction des microbes par des cellules spécialisées : les globules blancs. Mais pour être performante, cette défense nécessite également un apport régulier d'acides aminés, de vitamines A, C, B1, B6, B12, biotine, niacinamide, acide panthoténique, ainsi qu'un équilibre minéral satisfaisant. Si un seul de ces éléments vient à manquer, la production de globules blancs peut diminuer et la défense liée à ces globules se trouver en défaut.

Il existe un autre système de défense qui est lié à la production de certaines protéines. Lorsque notre organisme est correctement nourri, un certain groupe de cellules blanches est capable de sécréter des protéines particulières que l'on a coutume d'appeler les anticorps. Ces substances, qui sont faites de chaînes d'acides aminés, se collent littéralement sur les microbes pour les rendre inoffensifs et permettre ensuite leur reconnaissance et leur absorption par les globules blancs.

L'invasion de l'organisme par un microbe suscite toujours la production d'anticorps spécifiques dirigés contre tel microbe et non un autre. Une fois que les cellules blanches ont synthétisé des anticorps spécifiques, elles sont capables de les fabriquer à volonté selon les besoins de la défense immunitaire si elles trouvent à leur disposition une concentration suffisante d'acides aminés, de vitamines, de sels minéraux, d'enzymes et d'oligo-éléments[1].

Il est donc important de comprendre que la plupart des maladies infectieuses n'arrivent pas parce qu'un microbe déterminé se met subitement à attaquer notre organisme, mais plutôt parce qu'à un moment donné, notre défense immunitaire se trouve déficiente, permettant ainsi l'intrusion d'un microbe ou le développement d'une forme microbienne. Ce déficit immunitaire est le plus souvent la conséquence directe d'une alimentation erronée qui ne fournit pas à l'organisme la quantité suffisante d'un ou plusieurs éléments nutritionnels que nous avons cités plus haut. Ainsi, une maladie de type infectieux peut survenir lorsque les conditions intérieures de défense immunitaire s'affaiblissent. Il existe, bien sûr, d'autres circonstances favorisant le développement d'un type de micro-organisme plutôt qu'un autre, et c'est plus particulièrement celles qui concernent le champignon dénommé le plus souvent par le nom de *Candida albicans*[2] que nous allons maintenant étudier.

Parmi les centaines d'espèces microbiennes qui habitent normalement notre corps, il existe un champignon microscopique commun, qui est normalement présent chez tous les individus. Nous verrons au chapitre suivant la raison pour laquelle on a attribué à la souche la plus souvent rencontrée le qualificatif *albicans,* qui veut dire *blanc*. À l'état normal, cette levure vit en commensal sur les muqueuses de nos organes digestifs, dans notre bouche, notre estomac et nos intestins, sans y causer le moindre trouble. On ne le trouve pas sur la peau lorsque celle-ci est saine.

Mais pour diverses raisons que nous allons analyser, le champignon peut se développer et être à l'origine d'un certain nombre de troubles. Le développement excessif du *candida albicans* est effectivement tenu pour responsable d'un nombre important de symptômes dont l'ensemble peut même constituer une véritable maladie. Les organes le plus souvent envahis sont : le tractus gastro-intestinal, l'appareil génito-urinaire, le système endocrinien, le système nerveux, avec, dans tous les cas, une répercussion sur le système immunitaire. Certaines allergies sont également dues au développement du candida[3].

Il est curieux de constater que les multiples aspects que peuvent prendre les symptômes témoignant du développement excessif de notre micro-champignon sont le plus souvent méconnus...! Et pourtant, il faut insister sur le fait que de nombreuses perturbations fonctionnelles de notre santé sont dues au développement excessif du *candida albicans* et que nous (les médecins et les thérapeutes) n'y pensons pas suffisamment ou, en tout cas, pas assez fréquemment. Les Américains ont parlé du *Yeast syndrom* – ou syndrome de candidose chronique – qui sévit de plus en plus communément. Mais l'ampleur réelle de cette entité clinique a été surtout reconnue aux États-Unis grâce à la parution de deux livres capitaux sur le sujet : *The Missing Diagnosis*[4] et *The Yeast Connection*[5]. Selon les études épidémiologiques les plus récentes, on estime en effet qu'environ 80 millions de personnes souffrent de candidose chronique et de leurs conséquences aux États-Unis.

Nous verrons que le développement du *candida albicans* est le plus souvent la conséquence de l'usage répétitif d'antibiotiques[6]. En effet, ceux-ci détruisent la flore intestinale microbienne qui vit en symbiose avec le reste de l'organisme et empêche la multiplication excessive des levures.

Lorsque l'utilisation des antibiotiques a commencé à être largement répandue, on a rapidement remarqué une recrudescence des affections par les champignons. Au début, on prescrivait systématiquement des médications antifongiques[7], conjointement aux antibiotiques, afin d'éviter ce problème, mais par la suite, cette pratique a été abandonnée pour des raisons inconnues.

Sans incriminer les traitements médicaux par antibiotiques, eux-mêmes dérivés de cultures d'autres champignons, il faut remarquer que l'usage systématique de ces mêmes antibiotiques dans l'élevage intensif des bovins – et en particulier des veaux – est l'un des facteurs majeurs de promotion des candidoses chroniques, lié à la consommation régulière de la viande de ces animaux.

En plus de l'utilisation des antibiotiques, le développement excessif du candida dans le tractus gastro-intestinal peut également être provoqué par l'usage d'autres drogues telles que les corticoïdes, les médicaments anti-ulcéreux, les contraceptifs oraux, ainsi que par la carence des sucs digestifs ou un excès de sucre dans l'alimentation[8].

On remarque que statistiquement, les infections par le *candida albicans* touchent davantage les femmes que les hommes. À cause des conditions particulières de chaleur et d'humidité qui règnent dans le vagin, celui-ci est l'organe le plus souvent atteint.

Mais nombreux sont également les troubles digestifs chroniques dus au développement du champignon dans le tube digestif et l'intestin. Ceux-ci produisent des agents chimiques toxiques[9] qui sont responsables de symptômes à distance tels que : prurits anal et cutané, diarrhée chronique, constipation opiniâtre, irrégularités menstruelles, règles douloureuses, infections vésicales, fatigue, maux de tête, acné, dépression, anxiété, nervosité, prise de poids inexpliquée, colite, gastrite, œsophagite, gingivite, etc. Ces symptômes très variés sont généralement difficiles à relier à une même origine. De plus, les toxines[10] produites par le champignon perturbent le système immunitaire, permettant ainsi son plus grand développement.

Il faut mettre l'accent sur un syndrome très particulier qui concerne de nombreuses femmes et qui est en grande partie la conséquence d'une infection chronique par le *candida albicans* (voir chapitre 2). Il s'agit soit de prises de poids inexpliquées ou excessives par rapport à l'apport alimentaire, soit de personnes qui, malgré un régime sévère et une attention soutenue, n'arrivent plus à perdre de poids. Après avoir facilement perdu les premiers kilos, elles se trouvent comme bloquées à un poids qui ne varie plus, ou très difficilement.

La première infection par le *candida albicans* est généralement légère et passagère. Elle peut le plus souvent guérir spontanément si les défenses immunitaires reprennent rapidement le dessus. Mais chez certaines personnes, l'infection devient récidivante et les rechutes se succèdent. Peu à peu, les symptômes deviennent chroniques et les défenses immunitaires – si souvent sollicitées – tolèrent désormais cette infection chronique sans être capables de l'éliminer.

Consacrer un ouvrage destiné au grand public à une infection microbienne peut sembler une gageure inutile. Il semble en effet que les antibiotiques spécifiques aux champignons soient capables d'éradiquer rapidement et définitivement cet hôte indésirable lorsqu'il prend une place trop importante dans notre économie interne. Il n'en est rien car les champignons ont un caractère particulier : la ténacité. Lorsqu'une infection par un champignon se déclare et prend une ampleur qui devient gênante, le recours à une substance chimique qui lutte contre ce champignon est souvent indispensable, et son effet est relativement rapide. Mais bien souvent, l'infection revient peu de temps après l'arrêt du traitement. Elle est dite récidivante. Si on continue à la traiter uniquement par un antibiotique, elle prendra rapidement un caractère chronique, répondant de moins en moins à la thérapeutique chimique utilisée seule.

Si l'on désire obtenir un résultat durable, on s'aperçoit qu'il est absolument nécessaire d'associer un certain nombre de mesures qui contribueront à maintenir un développement normal des champignons dans l'organisme. Ces mesures sont détaillées au chapitre 5. L'alimentation, les mesures hygiéniques et les thérapeutiques naturelles y tiennent une large place. Elles sont indispensables pour obtenir un résultat durable. On doit d'ores et déjà insister sur la nécessité de traitements longs pour venir à bout d'un déséquilibre de notre flore microbienne en faveur des champignons.

Au chapitre 6, nous essayerons de décrire les formes particulières que prennent les candidoses au cours de certaines maladies, et en particulier au cours de la séropositivité et du Sida, en tentant de donner des solutions pratiques simples à cette infection, si tenace à cause de la diminution de l'immunité caractérisant cette maladie.

CHAPITRE 1

Qu'est-ce le candida albicans ?

DANS LA NATURE, les champignons microscopiques sont des organismes qui s'adaptent à des conditions extrêmes. Leur principale fonction est de recycler les débris organiques. Il n'existe probablement aucune substance capable d'éliminer radicalement les champignons. On en retrouve dans l'alcool et même dans des solutions contenant de l'acide sulfurique. Des centaines de milliers d'espèces se développent naturellement, et la plupart sont saprophytes, mais quelques espèces sont parasites et responsables de la destruction de certaines variétés d'arbres, comme les ormes. On peut rencontrer des champignons thermophiles dans certaines grottes à des températures pouvant atteindre jusqu'à 50° C ou plus. À l'inverse, d'autres variantes cryophiles vivent sur les glaciers dans l'Antarctique.

Les champignons comprennent les levures et les moisissures. Les levures sont des champignons unicellulaires dont les dimensions varient de 4 à 6 µ. Leur multiplication est rapide dans un milieu riche en sucre ou en amidon, et elles peuvent plus facilement croître en milieu acide (pH voisin de 4). Les moisissures croissent à partir d'une graine (spore) qui pousse, s'étire en longs filaments (appelés les hyphes), dont la configuration finale est connue sous le nom de mycélium.

On connaît neuf espèces de candidas, dont six peuvent être impliquées dans la pathologie humaine[1]. Le *candida albicans*, qui nous intéresse ici, est donc une levure saprophyte[2] des muqueuses qui se reproduit par bourgeonnement cellulaire asexué. Une cellule-mère peut former de nombreux bourgeons dans diverses directions. Lorsqu'un bourgeon est assez gros, il s'étrangle et se sépare de la cellule-mère pour former une cellule-fille. La paroi cellulaire conserve une petite cicatrice.

À l'état normal, on trouve le *candida albicans* aussi bien sur la peau que sur les muqueuses des individus sains. Ceci explique qu'on puisse le rencontrer en faible quantité dans les cavités buccales, les muqueuses génitales et l'intestin de tout individu. Toutefois, aucun symptôme n'est lié à sa présence. Il fait partie des composants normaux de la flore intestinale.

Le *candida albicans* a la particularité de pouvoir passer de la forme levure (cellules arrondies ou ovoïdes, groupées en petits amas) à la forme de moisissure (les cellules s'allongent alors et se développent pour prendre l'aspect de filaments, de pseudo-hyphes, de pseudo-mycéliums), et vice versa. Grâce à ce dimorphisme, il se soustrait aux mécanismes de défense liés à l'immunité cellulaire. Il en existe rarement une seule forme. On peut dire que la forme levure est la forme saprophyte qui vit en symbiose avec l'organisme hôte, alors que la forme moisissure mycélienne est la forme parasite, donc pathogène et susceptible de provoquer des symptômes. Lors du passage d'une forme à l'autre, le champignon subit des modifications de forme et de synthèses enzymatiques qui correspondent à une adaptation de survie à un milieu devenu défavorable.

Alors que la forme levure est non invasive, la forme mycélienne est capable de pénétrer la muqueuse. Au niveau de la muqueuse gastrique et intestinale par exemple, elle peut s'infiltrer jusqu'aux vaisseaux sanguins et lymphatiques profonds et permettre ainsi la pénétration sanguine de nombreuses substances intestinales, dont la plupart sont antigéniques[3]. De plus, les candidas sécrètent de nombreuses toxines. On connaît en effet 79 substances chimiques différentes produites par les différentes espèces de *candida albicans* ; chacune pouvant en sécréter environ 35 différentes.

Cette capacité particulière de transformation et de sécrétion provoque une confusion de notre système de défense qui cherche à repérer les formes et à identifier les toxines. Devant un adversaire si versatile, le nombre d'anticorps fabriqués vis-à-vis des nombreuses toxines est important, mais devient rapidement inutile. Par contre, cet excès d'anticorps provoque l'apparition de syndromes allergiques. Le sujet atteint se met alors à devenir intolérant aux parfums, aux produits de nettoyage, aux odeurs de peinture ou d'essence, à la fumée de cigarette, aux anesthésiques locaux, au soleil... Cette sensibilisation repose sur des études montrant que les antigènes du candida provoquent une libération accrue d'histamine[4].

Le candida se multiplie et migre

- Il est capable de perturber l'équilibre de la flore intestinale en détruisant les bifidobactéries. Il devient ainsi responsable d'indigestion, de mauvaise haleine, de gaz, de ballonnements, de diarrhée, de spasmes intestinaux, de démangeaisons anales.
- Il peut se développer dans les muqueuses où il est responsable d'inflammation de la bouche, de la gorge, des yeux, du vagin, du nez, des voies urinaires, des ongles et de la peau (donc d'eczéma, de psoriasis et d'acné).
- Il peut se transformer en une forme mycélienne agressive, capable de pénétrer dans les muqueuses gastro-intestinales, jusqu'aux vaisseaux sanguins et lymphatiques.

Le candida augmente la perméabilité de la muqueuse intestinale

- Une muqueuse fragilisée se laisse traverser par des protéines alimentaires non digérées qui pénètrent dans les vaisseaux sanguins et lymphatiques, provoquant des allergies alimentaires ou des intolérances.
- De la même manière, les toxines intestinales (ptomaïnes) et les toxines sécrétées par les candidas peuvent également entrer dans le flux circulatoire et être responsable d'une auto-intoxication.

Le candida sécrète 79 toxines connues[5]

- Qui perturbent le fonctionnement cérébral. À partir des molécules d'alcool issues du sucre, le candida fabrique de l'acétaldéhyde. Celle-ci réagit sur un neurotransmetteur cérébral, la dopamine, et provoque des symptômes nerveux de type émotionnel tels que dépression, anxiété, peur, irritabilité, humeur changeante, faiblesse de la mémoire, manque de concentration.

- Qui perturbent le système immunitaire. Des anticorps sont sécrétés pour lutter contre les nombreuses toxines, mais, comme nous l'avons vu, le système immunitaire est peu à peu débordé. Il se produit alors une sécrétion accrue d'histamine. L'apparition d'aldéhydes peut être responsable d'une baisse des lymphocytes T qui sensibilise le sujet affecté aux infections en perturbant la réponse normale de son système immunitaire.
- Qui perturbent tous les autres systèmes de l'organisme, en particulier les articulations, les muscles. La fatigue est habituelle.

Le candida perturbe les fonctions hormonales

- Les candidas possèdent des récepteurs membranaires qui fixent les hormones[6]. Ainsi, ils fixent la progestérone, ce qui peut provoquer un certain nombre de symptômes liés à un excès relatif de folliculine.
- Les récepteurs antigéniques des *candidas albicans* simulent la configuration des hormones sexuelles (antigénicité croisée).
- Les candidas stimulent les processus auto-immuns, suscitant la formation d'auto-anticorps contre les hormones et les ovaires.
- Les candidas perturbent la synthèse des prostaglandines à partir des acides gras[7].

CHAPITRE 2

Les manifestations cliniques fréquentes

La fatigue chronique

C'EST L'UN DES SYMPTÔMES les plus fréquents des candidoses chroniques. Elle est le plus souvent inexpliquée et progressive. Les examens clinique et biologique ne montrent généralement rien de spécifique. Mais cette fatigue chronique – pour laquelle personne ne trouve rien – va en empirant, s'accompagnant de troubles de l'humeur, puis d'une anxiété. Elle est surtout marquée le matin au réveil, mais survient également au cours de la journée, en “coup de pompe”. Une irrésistible envie de dormir après les repas, des maux de tête fréquents, peuvent en être les signes dominants.

Cette fatigue est en rapport avec les perturbations de la gestion glycémique engendrées par le développement des *candidas albicans*. Ceux-ci sont en effet des "dévoreurs de glucides" : les sucres alimentaires sont détournés au profit des champignons et font alors défaut à l'hôte qui les abrite. Des coups de fatigue en résultent alors, secondaires à une hypoglycémie fonctionnelle. Cette dernière, bientôt associée à un dysfonctionnement hypothalamo-hypophyso-pancréatique, est responsable d'un tableau clinique évocateur : une maldigestion chronique, accompagnée de somnolence exagérée après un repas normal, de céphalées et de migraines de tous types en rapport avec les phases d'hypoglycémie, de boulimies anxieuses.

La surcharge pondérale

La relation qui semble exister entre la candidose chronique et la surcharge pondérale est l'un des points qui me passionne tout particulièrement et sur lequel je travaille depuis quelques années. Comme nous le verrons plus loin, l'hypothèse est que le diabète est l'un des facteurs favorisant le développement des *candidas albicans*.

Le diabète est une maladie génétique (transmise par une prédisposition d'un gène HLA et exprimée par la rencontre d'un facteur déclenchant qui peut être viral, comme le *cytomégalo virus*, ou qui fait suite à la prise d'un médicament chimique sensibilisant, à une vaccination, ou à un choc affectif).

Il s'agit d'une maladie auto-immune dont les anticorps, sont dirigés contre les cellules *bêta* des îlots de Langerhans du pancréas, et qui amène rapidement le malade à utiliser de l'insuline. On l'appelle le diabète "maigre" – ou juvénile – car il touche de préférence les sujets jeunes. Mais cette affection ne concerne pas le cadre de ce paragraphe particulier.

Il en existe une autre forme, appelé le diabète “gras” – ou de surcharge métabolique – qui survient généralement après la cinquantaine et qui atteint les sujets pléthoriques, prédisposés aux excès alimentaires et à l’embonpoint.

Ce type de déséquilibre de la régulation glycémique peut se constater également chez les sujets obèses, dont la grande partie des fonctions glandulaires endocrines se trouve à la longue perturbée par leur excès de poids (pancréas, surrénale, thyroïde, hypophyse...). Si les sujets souffrant d’une surcharge pondérale n’ont pas, à proprement parler, de diabète vrai, ils présentent par contre très souvent des troubles fonctionnels de régulation de leur glycémie, qui peut être mise en évidence par le test biologique de l’hyperglycémie provoquée[1]. Beaucoup ont en effet une relation alimentaire aux sucres extrêmement perturbée, avec des passages d’hypoglycémie au cours de la journée, les obligeant à manger des sucreries entre les repas ou à grignoter continuellement.

C’est dans ce contexte enrichi en sucres que se développent les *candidas albicans*, surtout au niveau intestinal. Ce développement est insidieux et aggrave peu à peu la dépendance aux sucres, entraînant un besoin accru en sucreries qui deviennent alors une sorte de drogue dont le sujet ne peut plus se passer.

Le développement des candidas devient tel qu’il interfère compétitivement dans le métabolisme de la gestion des sucres dans l’organisme, et provoque des perturbations fonctionnelles à d’autres niveaux[2]. Sa présence empêche surtout toute possibilité d’amaigrissement facile. Au début d’un régime de restriction calorique bien mené, la personne souffrant d’un excès pondéral commence à perdre assez facilement quelques kilos, puis rapidement, il lui devient réellement impossible d'en perdre plus, si ce n'est au prix d'efforts démesurés, souvent difficiles à maintenir bien longtemps. Au cas où cette personne parvient néanmoins à atteindre le poids désiré, les rechutes sont fréquentes et rapides car la cause profonde de la déstabilisation glycémique – le candida – n'a pas été identifiée ni traitée.

J'ai parlé de cette hypothèse de travail à un ami médecin spécialisé dans l'amaigrissement par soutien alimentaire uniquement (sans autres aides médicamenteuses). En collaboration avec lui, nous avons décidé de tester les patients et patientes obèses qui restaient "bloqués" dans leur processus d'amaigrissement, malgré le respect scrupuleux des consignes alimentaires. Avec l'accord de ces patients, le test intradermique a donc été fait à titre de dépistage d'une candidose chronique. À la 72e heure, tous présentaient une réaction cutanée extrêmement positive au lieu où avait été faite l'injection[3]. Cette réaction confirmait donc la présence quasi constante d'une candidose chronique chez ces sujets. Le second pas consistait alors à traiter ces personnes obèses par des moyens doux, en corrigeant leur régime alimentaire, surtout au niveau des sucres, de faire pratiquer quelques irrigations côloniques et de traiter leur hypersensibilité immunologique vis-à-vis des *candidas albicans* grâce aux traitements isopathiques (voir chap. 5). Le résultat a été excellent. Après une période de 2 à 4 semaines d'aggravation de certains symptômes généraux liés à la mobilisation des champignons au niveau de l'intestin et aux réactions immunologiques liées aux traitements ispoathiques, les patients ont repris une perte de poids régulière et ont vu disparaître leur dépendance aux sucres, leur fatigue constante et les nombreux troubles secondaires à l'intoxication chronique par les toxines du champignon.

Cette petite expérience montre que le traitement des surcharges pondérales ne doit pas uniquement se limiter à un régime de restriction alimentaire, mais aussi faire intervenir des mesures plus générales et un certain nombre d'examens complémentaires afin de dépister et de prévenir les éventuels barrages à un amaigrissement efficace.

« J'ai perdu mes kilos d'un coup ! »[4]

Les maux de tête chroniques, les problèmes de poids, une énorme fatigue... la recherche de ces causes reste souvent sans succès car le thérapeute pense rarement que son patient pourrait souffrir de candidose chronique. Voici l'histoire de Petra K., infirmière, qui raconte son odyssée :

« Mon état de santé m'inquiétait depuis des années. Il me semblait avoir dans mon corps un genre de feu sans flammes qui se propageait lentement, toujours plus, sans jamais s'arrêter. On me disait : "Tu t'imagines ça, tu travailles trop, essaie de suivre un régime, c'est sûrement psychosomatique." Je me disais moi-même très souvent que ces troubles étaient le fruit de mon imagination. Car en fin de compte, je bénéficiais d'une santé aussi bonne qu'une autre femme d'à peine 40 ans pouvait avoir. Mais depuis un certain nombre d'années étaient progressivement apparus des maux de tête répétitifs, des refroidissements fréquents, des troubles du sommeil, des problèmes de digestion. Ce qui m'étonnait, c'est que je ne supportais plus l'alcool et que j'étais toujours fatiguée.

Cela a duré pendant des années, et puisque je ne présentais pas de troubles réellement graves, j'essayais de ne plus trop y penser. Seulement, il y avait une chose que je ne pouvais pas ignorer : je grossissais de plus en plus. Je ne me reconnaissais plus moi-même, car j'avais toujours été mince. Je ne supportais plus les remarques des autres.

Est-ce que je mangeais vraiment trop ? J'ai pris la décision de noter pendant 4 semaines tout ce que je mangeais et tout ce que je buvais, en me pesant tous les jours. Le résultat fut étonnant : je constatais que je consommais rarement plus de 1500 à 1800 calories par jour et pourtant, mon poids était irrégulier. Parfois, la balance montrait jusqu'à 2,5 kilos en plus dans un laps de temps de 48 heures, et ces kilos se perdaient quelquefois très rapidement d'une manière inexplicable. La raison n'en était pas les calories en plus ou en moins... mais alors quoi ?

J'ai commencé à manger autrement, beaucoup de légumes, de céréales complètes, peu de viande et de graisses. Pour perdre un peu de cette eau que je semblais garder dans mon corps, j'allais régulièrement faire des massages et des drainages lymphatiques. Je remarquais que je me sentais plus mince si je ne mangeais pas de sucre ou de miel. Les sucreries me faisaient gonfler le ventre, qui devenait douloureux. Les médecins que j'ai consultés ne pouvaient pas découvrir de raisons à cela, se contentant de me conseiller de boire du thé de graines de cumin. "On ne peut rien faire, évitez de manger des aliments qui ballonnent", disaient-ils. Même en suivant ces conseils, j'avais toujours mal au ventre avec des ballonnements, des coliques, des diarrhées, des constipations, et aussi des périodes sans problèmes. Il en était de même avec mes maux de tête. Je souffrais parfois pendant plusieurs jours de fortes douleurs de tête, j'avais même la tête qui tournait, puis subitement et sans raisons apparentes, il y avait plusieurs jours "sans".

Avec les mois qui passaient, j'avais de plus en plus souvent mal à la tête. Un médecin interniste concluait au diagnostic de migraine. Mais il n'arrivait pas à comprendre pourquoi je ne supportais plus l'alcool. Parfois, après 3 verres de vin, je me sentais parfaitement bien, d'autres fois, après un seul verre, j'étais carrément ivre. Je ne buvais donc plus que de la bière sans alcool et des jus de fruits, mais les maux de tête et les ballonnements persistaient. Un jour, après n'avoir bu que de l'eau minérale la veille, je me réveillai avec des maux de tête.

Je commençais vraiment à m'inquiéter. Je souffrais de plus en plus souvent de refroidissements avec de la fièvre, parfois élevée, je devenais de plus en plus agressive. Je changeais d'humeur rapidement. En plus, un de mes pieds avait une enflure. Le médecin pensait à une inflammation rhumatismale et faisait faire des examens, qui ne donnaient pas de résultats. Cela continua ainsi encore pendant deux ans. À 42 ans, je souffrais de problèmes de digestion chronique, de maux de tête, de douleurs articulaires, d'œdème des jambes, d'insomnies, d'eczéma... et de 12,5 kilos en trop.

Je suis alors allée consulter un guérisseur qui me donna un traitement reconstituant avec lequel je me sentis moins fatiguée, mais mes troubles n'avaient pas disparu. Je lus par hasard un article de journal sur les champignons que l'on peut avoir dans les intestins et en parlai à mon guérisseur. Il s'exclama : "Mais bien sûr, ça doit être le candida !"

Le lendemain, il demanda une analyse de selles, et une semaine plus tard, le résultat était là : j'avais effectivement le champignon candida albicans *dans les intestins. Les semaines suivantes, j'ai pris un médicament spécifique contre les champignons et j'ai suivi un régime très strict : rien de sucré. Je mangeais suffisamment pour ne pas avoir faim et pourtant, je perdis rapidement du poids. Au début du traitement, mes maux de tête augmentèrent et mes jambes me faisaient très mal. Je me sentais plus fatiguée et abattue, mais après une semaine, l'ensemble de mes troubles commença à s'améliorer.*

Une année s'est écoulée depuis. J'ai seulement mal à la tête si je suis stressée ou si je lis pendant longtemps sans lunettes. Mes moments de dépression ont disparu et je ne suis plus du tout fatiguée. Mon pied ne me fait plus mal et n'est plus enflé. J'ai perdu 12 kg et pourtant, je mange selon mes envies. Cependant, je reste très prudente avec le sucre, la farine blanche et l'alcool. »

Les troubles digestifs chroniques

La colite intestinale constitue sans doute le symptôme le plus fréquent et probablement le plus banal en cas de candidose chronique. C'est en effet au niveau des intestins que se multiplient d'abord les champignons. Ils y provoquent des troubles digestifs chroniques : gaz, ballonnements, diarrhées, constipations, démangeaisons anales (surtout le soir dans le lit), sensations d'être rassasié dès les premières bouchées. Le ventre se met à gonfler dès que l'on a mangé, obligeant à desserrer la ceinture.

L'intestin constitue le plus important réservoir de *candidas albicans*, et le rectum semble être le réservoir le plus probable pour une réinfection lors de vaginite récidivante. Il est fréquent d'isoler le champignon au niveau du rectum des femmes atteintes de cette affection.

Les symptômes généraux

Troubles de la concentration

Des troubles de la concentration et de la mémoire, des sensations de vertige, des distractions avec incapacité de fixer son attention, sont fréquents lors de candidoses chroniques. Les enfants – surtout lorsqu'ils ont souvent été traités par des antibiotiques – risquent de présenter des symptômes de ce type : ils souffrent en particulier de troubles du caractère et d'une diminution des facultés d'apprentissage et d'attention scolaire.

Déséquilibre du système nerveux : la spasmophilie

La candidose chronique peut perturber l'absorption d'un grand nombre de minéraux[5], et en particulier celle du magnésium. Un certain nombre de sujets chroniquement infectés, qui présentent déjà un déficit magnésien permanent, voient leur carence aggravée et souffrent en plus d'une perturbation caractéristique de l'équilibre nerveux appelée "spasmophilie". Il s'agit d'une accumulation de symptômes nerveux caractérisés par une hypersensibilité neuro-musculaire, une fatigabilité, une asthénie avec un manque d'être actif, une hypersensibilité affective, des crampes (abdominales, musculaires...).

La supplémentation systématique en magnésium permet d'améliorer les symptômes lorsqu'il est associé au traitement de fond de la candidose chronique.

La prise à long terme de sels magnésiens – gluconate ou orotate de magnésium – associée à la prise d'un sel de calcium dans le rapport 2/1 en faveur du calcium, permet d'améliorer les symptômes. Ces deux minéraux ont en effet une absorption compétitive au niveau de l'intestin, et leur prise conjointe est réputée inutile, voire inefficace, si le rapport de 2/1 n'est pas respecté.

Dépression chronique

C'est une aggravation du syndrome de fatigue chronique décrit au premier paragraphe de ce chapitre. Certains signes psychiques deviennent prédominants : inquiétude constante, peurs irraisonnées, pleurs fréquents surtout le matin, sensibilité allant jusqu'aux crises de larmes, perte du sommeil, nervosité accompagnée d'agressivité allant jusqu'à la colère...

Dans ces cas où les symptômes psychiques sont dominants, le diagnostic de candidose chronique sous-jacente risque de ne jamais être porté. Cette affection latente constitue alors un barrage thérapeutique qui rend tout autre traitement inefficace à long terme. L'utilisation de médicaments chimiques antidépressifs à long terme risquant même d'aggraver la candidose. Les rechutes sont courantes tant que la candidose n'aura pas été traitée.

Si la spasmophilie, que nous avons vue précédemment, semble liée à une carence magnésienne chronique, aggravée par la présence de candidas, la dépression chronique serait liée à l'action neurotoxique de la toxine sécrétée par les *candidas albicans* : la candidine ou canditoxine[6]. Celle-ci perturberait l'action régulatrice des neurotransmetteurs cérébraux. Cette action particulière expliquerait les nombreux symptômes psychologiques et même psychiques si souvent rencontrés lors des candidoses chroniques.

Les allergies

On appelle "levuride" une manifestation allergique cutanée, muqueuse ou viscérale, qui est une conséquence de la présence d'un foyer d'infection candidosique dans l'organisme. Ces manifestations résultent de la libération de fractions antigéniques de levures, qui sont responsables d'une sensibilisation.

L'apparition soudaine d'une allergie chez quelqu'un qui n'y était pas sujet auparavant doit être suspecte et attirer l'attention vers une candidose chronique éventuelle. Il peut s'agir d'allergies frustres : intolérance à certains aliments et/ou odeurs (parfums forts, cigarette, lessives), allergies solaires, allergies à la laine, au coton...

De même, l'aggravation soudaine de symptômes allergiques déjà connus peut constituer un signe de survenue d'une candidose chronique.

❑ *Allergies respiratoires*
Le coryza spasmodique, la rhinite, la sinusite, la toux spasmodique et l'asthme peuvent être liés à une sensibilisation au *candida albicans*. On estime les candidas être responsables de 10 % des allergies respiratoires, associés à d'autres allergènes. Cette fréquence peut augmenter à 30 % dans l'asthme.

Cas d'asthme lié au *candida albicans*

« Marc est un jeune garçon qui a présenté dès sa jeune enfance une bronchite asthmatiforme qui aurait pu être banale. Il n'avait pas pu bénéficier d'une alimentation au sein et on sait que les manifestations allergiques sont plus fréquentes chez les enfants nourris artificiellement[7]*. Mais cet asthme a été traité par une antibiothérapie, d'emblée associée à une corticothérapie très importante, pendant plusieurs années. Il est devenu cortico-dépendant, c'est-à-dire que seuls les comprimés de cortisone associés aux aérosols de cortisone ou, lors de crises aiguës, les injections de corticoïdes, pouvaient l'aider efficacement. Lors de la puberté, il a présenté des symptômes de décalcification. À cette époque, un eczéma sec (appelé nevrodermite) était venu compliquer son asthme et sa pathologie alternait entre les deux manifestations. Les multiples tests allergiques avaient été pratiqués, mais n'avaient révélé que des sensibilisations standards, sans conséquence thérapeutique exploitable.*

Une corticothérapie longue est toujours problématique, surtout chez les sujets jeunes en période de croissance.

Marc se plaignait également de troubles digestifs chroniques (maldigestion des graisses, ballonnements, importante fatigue après les repas) et de symptômes évoquant clairement une hypoglycémie fonctionnelle (vertiges et sensations de défaillance, besoin de sucreries, fatigue chronique et troubles de l'attention et de la concentration). Ces symptômes ont attiré l'attention, et une hyperglycémie provoquée ainsi qu'une intradermo-réaction à la candidine ont alors été prescrites. Ces deux tests se sont révélés très positifs, alertant sur la possibilité d'une allergie interne induite par une candidose chronique. Un traitement de la candidose a donc été mis en place, associant une isopathie (Albicansan sous forme de gélules et Fortakehl sous forme de gouttes), du calcium et du magnésium sous forme naturelle (Dolomite), des régulateurs de la sécrétion des sucs digestifs (Digestodoron) et de la sécrétion pancréatique (Basilicum comp.), et un reminéralisant, antiputride intestinal et alcalinisant (Mégabase). Un régime strict anti-candida a également été mis en place. Après une très courte période d'aggravation supportable de l'eczéma, une amélioration nette s'est manifestée, permettant d'interrompre les corticoïdes par voie générale.

Au bout de quelques mois, Marc était transformé, plus calme, plus concentré, il ne souffrait plus que de quelques attaques d'asthme sec, facilement contrôlées par des sprays sans cortisone, et de quelques démangeaisons survenant par crises, sans lésions visibles. Le traitement a été adapté à ses nouveaux symptômes, et la thérapeutique isopathique ainsi que le régime alimentaire ont été maintenus plusieurs mois. Marc est toujours allergique, mais actuellement, il n'est plus "malade" et sa vie s'est considérablement transformée. »

❑ *Allergies cutanées*
Les réactions cutanées de type allergique induites par les *candidas albicans* revêtent des formes extrêmement diverses : eczémas secs, psoriasis, dyshidroses palmo-plantaires, urticaires aigus ou chroniques, névrodermites, prurit sans lésion, acné rosacée....

❑ *Allergies digestives*
Ce sont surtout les brûlures de l'œsophage et de l'estomac qui sont mises en rapport avec une allergie candidosique. On a également attribué à cette allergie des colites et des rectocolites.

Les douleurs articulaires

Un certain nombre de rhumatismes sont directement liés au développement anormal des *candidas albicans* dans notre corps. On peut qualifier de véritables rhumatismes fongiques ou mycosiques ces douleurs rhumatismales de type arthritique lorsqu'ils sont directement liés à la présence chronique des *candidas albicans*.

CHAPITRE 3

Comment diagnostiquer la candidose chronique ?

Le diagnostic d'une candidose aiguë est en principe facile à faire. Les symptômes en sont suffisamment caractéristiques pour que le thérapeute y pense et fasse pratiquer un prélèvement approprié, pour conforter ses présomptions. Au laboratoire, le prélèvement sera mis dans un milieu de culture spécifique aux champignons, qui permettra en 2 à 3 jours de constater le développement des colonies caractéristiques.

C'est dans les cas de candidoses chroniques, largement les plus fréquents, que le diagnostic est plus difficile car les symptômes sont à ce point disparates qu'ils n'attirent pas, *a priori*, l'attention sur l'origine des troubles. C'est une réalité quotidienne. Dans l'introduction, nous avons vu qu'un livre important avait été publié aux États-Unis : *The Missing Diagnosis,* que je traduirais volontiers par *Le diagnostic auquel on ne pense pas !*

Rappelons la multiplicité des symptômes que peut provoquer une infection chronique par le *candida albicans* :

- ❍ *Symptômes divers* dus au développement important de *candidas albicans* au niveau de l'intestin, pouvant toucher tous les systèmes de l'organisme, mais plus particulièrement les systèmes gastro-intestinal, nerveux, endocrinien et immunitaire.
- ❍ *Symptômes généraux :* fatigue chronique, perte d'énergie, sensation de malaise général, baisse de la libido.
- ❍ *Symptômes gastro-intestinaux :* muguet, ballonnements, gaz, crampes intestinales, démangeaisons anales, perturbations du transit intestinal.
- ❍ *Symptômes uro-génitaux :* infections génitales à champignons et infections urinaires bactériennes répétitives.
- ❍ *Symptômes cutanés :* prurits, démangeaisons, éruptions.
- ❍ *Symptômes endocriniens :* règles douloureuses (dysménorrhées), désir inconsidéré de sucreries (para-diabètes), obésités et surcharges pondérales.
- ❍ *Symptômes nerveux :* dépression, irritabilité, difficultés de concentration.
- ❍ *Symptômes immunologiques :* allergies, baisse de l'immunité, allergies aux produits chimiques, aux toxiques de l'environnement.

Il faut qu'un faisceau de signes bien précis attire l'attention sur l'hypothèse d'une candidose chronique. Nous allons énumérer ces signes dans des tableaux synoptiques qui seront faciles à utiliser en pratique.

Les facteurs prédisposants

C'est tout d'abord la reconnaissance de facteurs de risques, dans les antécédents de la personne concernée, qui peuvent être responsables du développement anormal du *candida albicans* et qui orientent vers le diagnostic de mycose chronique.

1. Grossesse unique ou multiple.
2. Prise de pilule contraceptive.
3. Diabète.
4. Traitement par des corticoïdes.
5. Traitements par des antibiotiques, en particulier ceux du type *Tétracycline* et *Pénicilline*.
6. Chimiothérapie anti-cancéreuse, radiothérapie, maladies chroniques longues et débilitantes, malnutrition chronique, pose de cathéters à demeure, suralimentation.
7. Alimentation riche en sucreries, en fruits, en jus, surtout en sucres rapides raffinés.
8. Choc psycho-affectif intense.

Le profil type

Les sujets souffrant de candidose chronique présentent un certain nombre de critères, eux-mêmes dépendants de variables telles que l'âge, la fréquence des relations sexuelles, la résistance aux agressions de l'environnement... qui sont des facteurs de promotion de la croissance du candida.

Profil typique du patient porteur d'une candidose chronique

Sexe :	Femme
Âge :	Entre 15 et 50 ans
Symptômes :	Un ou plusieurs de ceux cités en début de ce chapitre
Antécédents :	Mycose vaginale chronique Usage fréquent d'antibiotiques pour des infections banales ou pour de l'acné Prise régulière de la pilule anti-conceptionnelle Utilisation régulière de stéroïdes hormonaux (après la ménopause par exemple)
Pathologies associées :	Syndrome prémenstruel Allergies alimentaires Allergies chimiques diverses Perturbations endocriniennes Psoriasis Colite chronique, côlon irritable Hypoglycémie fonctionnelle, besoin de sucreries Épaississement et aspect jaunâtre des cornes cutanées plantaires Mycose des ongles des gros orteils

Le diagnostic

Le diagnostic de candidose chronique est donc souvent difficile à établir. Le questionnaire ci-contre peut être un outil de dépistage utile afin de découvrir si un sujet est susceptible d'être porteur d'une candidose chronique[1].

Histoire clinique		
1	Avez-vous pris des tétracyclines ou d'autres antibiotiques pour traiter une acné pendant plus d'un mois ?	25
2	Avez-vous déjà pris, ne serait-ce qu'une fois dans votre vie, un antibiotique à large spectre pour traiter un problème urinaire, gynécologique, respiratoire ou autre, pendant une période de 2 mois ou plus, ou pendant de plus courtes périodes, mais plus de 3 fois dans une année ?	20
3	Avez-vous déjà pris un antibiotique à large spectre, ne serait-ce qu'une seule fois dans votre vie ?	6
4	Avez-vous, à une période quelconque de votre vie, été gêné par une prostatite persistante, une vaginite ou une quelconque affection de l'appareil génito-urinaire ?	25
5	Avez-vous déjà été enceinte une fois ?	3
6	Avez-vous été enceinte deux fois ou plus ?	5
7	Avez-vous utilisé une pilule contraceptive pendant une période de 6 mois à 2 ans ?	8

8	Avez-vous utilisé une pilule contraceptive pendant une période supérieure à 2 ans ?	15
9	Avez-vous pris de la cortisone pendant une période inférieure à 15 jours ?	6
10	Avez-vous pris de la cortisone pendant une période supérieure à 15 jours ?	15
11	Les odeurs fortes, les parfums, les insecticides provoquent-ils chez vous des réactions faibles ?	5
12	Les odeurs fortes, les parfums, les insecticides provoquent-ils chez vous des réactions fortes ?	20
13	Les symptômes dont vous souffrez sont-ils accentués par temps humide ou dans des endroits humides ?	20
14	Présentez-vous ou avez-vous déjà souffert de mycose unguéale ou interdigitale ?	20
15	Ressentez-vous souvent le besoin de manger du sucre ?	10
16	Ressentez-vous souvent le besoin de manger du pain ?	10
17	Ressentez-vous souvent le besoin de boire de l'alcool ?	10
18	La fumée du tabac vous dérange-t-elle ?	10

Symptômes principaux

Si vous présentez un ou plusieurs des symptômes suivants, inscrivez en face de chacun d'eux :

- **3 points** si le symptôme est occasionnel ou peu marqué,
- **6 points** si le symptôme est fréquent ou marqué,
- **9 points** si le symptôme est sévère et aliénant.

1	Fatigue	...
2	Coups de pompe	...
3	Faiblesse de la mémoire	...
4	Sensation de "planer"	...
5	Dépression	...
6	Sensation d'engourdissement, de fourmillement, de brûlure	...
7	Douleurs musculaires	...
8	Faiblesses musculaires ou paralysies	...
9	Douleurs et/ou enflures des articulations	...
10	Douleurs abdominales	...
11	Constipation chronique	...
12	Diarrhée	...
13	Enflures, gonflements	...
14	Pertes blanches, leucorrhées	...
15	Brûlures et démangeaisons vaginales	...
16	Prostatite	...
17	Impuissance	...
18	Diminution ou perte de la libido	...
19	Endométriose	...
20	Dysménorrhée, règles douloureuses et irrégulières	...
21	Syndrome prémenstruel, tension mammaire avant les règles	...
22	Points noirs devant les yeux	...
23	Vision trouble, floue	...

Autres symptômes

Si vous présentez un ou plusieurs des symptômes suivants, inscrivez en face de chacun d'eux :

- **1 point** si le symptôme est occasionnel ou peu marqué,
- **2 points** si le symptôme est fréquent ou marqué,
- **3 points** si le symptôme est sévère et aliénant.

1	Somnolence	...
2	Irritabilité ou peurs	...
3	Manque de coordination	...
4	Difficultés de concentration	...
5	Variabilité de l'humeur	...
6	Maux de tête	...
7	Perte de l'équilibre, vertiges	...
8	Sensation de pression sur les oreilles	...
9	Démangeaisons (besoin de se gratter le dos...)	...
10	Éruptions (urticaire, eczéma, raghades, dartres...)	...
11	Brûlures dans la région du cœur	...
12	Indigestions	...
13	Éructations, gaz intestinaux	...
14	Selles avec mucus	...
15	Hémorroïdes	...
16	Bouche sèche	...
17	Éruptions ou cloques dans la bouche	...
18	Mauvaise haleine	...
19	Arthrite et/ou gonflement des articulations	...
20	Congestion nasale, écoulement nasal	...
21	Écoulement nasal postérieur	...
22	Démangeaisons du nez	...
23	Bouche sèche et endolorie	...
24	Toux	...
25	Douleur ou resserrement au niveau de la poitrine	...
26	Respiration sifflante ou courte	...
27	Mictions fréquentes et urgentes	...
28	Brûlures mictionnelles	...
29	Vue faible	...
30	Brûlure des yeux et/ou larmes	...
31	Otites fréquentes, cérumen abondant	...
32	Douleurs des oreilles ou surdité	...

Le score total obtenu permet d'orienter le diagnostic vers une éventuelle candidose chronique :

- Les symptômes présentés par le sujet sont très probablement en rapport avec une candidose chronique si le score obtenu est d'au moins 180 pour une femme et 140 pour un homme.
- Une candidose chronique est fort probablement présente lorsque le score obtenu est d'au moins 120 pour une femme et d'au moins 90 pour un homme.
- Une candidose chronique est probablement présente lorsque le score obtenu est d'au moins 60 pour une femme et d'au moins 40 pour un homme.
- Avec des scores inférieurs à 60 pour une femme et inférieurs à 40 pour un homme, les troubles présentés ne semblent pas liés à une candidose.[2]

La confirmation du diagnostic

Si vous vous sentez concerné par le profil typique décrit au début de ce chapitre et si l'enquête diagnostique proposée ci-dessus est pour vous positive, il vous est vivement conseillé de consulter votre médecin qui pourra confirmer vos doutes.

Celui-ci vous proposera selon le cas :

Un examen microscopique direct de prélèvement

L'examen du matériel pathologique (squames, croûtes, sécrétions) peut révéler la présence de spores plus ou moins nombreuses. La technique la plus souvent utilisée est celle de l'examen à l'état frais de préparations non colorées, examinées après dissociation au moyen de diverses solutions (KOH ou NaOH en solution à 10 % ou 30 %).

Une culture du prélèvement sur milieu spécifique

Le prélèvement est également mis en culture sur des milieux spéciaux[3]. Les colonies qui se développent prennent un aspect blanc crémeux et poussent en 24 à 48 heures. L'importance numérique de la pousse des colonies a une réelle valeur dans le diagnostic positif de l'affection.

Une analyse de selles

Il s'agit d'une analyse simple, appelée coproculture, qui s'effectue dans un laboratoire d'analyses médicales et qui pourra mettre en évidence la présence de spores de champignons dans l'intestin. Mais une coproculture négative ne signifie pas qu'il n'y ait pas d'infection.

Un test intradermique à la candidine ou à l'antigène candida albicans[4]

Il s'agit d'une petite injection de 0,1 ml d'une solution de sérum physiologique contenant une dilution (généralement à 1/1000) de la toxine la plus importante sécrétée par le *candida albicans*, la candidine. La lecture du test s'effectue immédiatement (immunité humorale immédiate) et 72 heures après l'injection (immunité cellulaire retardée). S'il est positif, il se forme une plaque rouge plus ou moins grande en fonction de la sensibilisation individuelle[5], qui dépend elle-même de l'importance et de l'ancienneté de l'infection chronique par le *candida albicans*. Comme pour le test de dépistage de la tuberculose, il s'agit d'une réaction dite d'hypersensibilité retardée de type allergique. La positivité de la réaction indique l'existence d'un contact immunisant préalable sans donner d'indication quant à sa date.

S'il peut contribuer au diagnostic de dépistage, le test ne peut servir de critère d'efficacité thérapeutique. Il reste en effet positif très longtemps après que l'infection a été traitée avec succès et que les symptômes ont disparus[6]. Ainsi, une intradermo-réaction positive ne signifie nullement l'existence d'une candidose actuelle. Aussi attribue-t-on avant tout une importance particulière à la réaction focale et générale qui pourra l'accompagner.

D'autre part, il peut exister des candidoses chroniques véritables avec un test cutané négatif.

Résultat positif à la 72ème heure après injection.

Un dosage sérique des anticorps circulants anti-candida et des précipitines

Le dosage des anticorps circulants est un dosage plus compliqué, et surtout indiqué lors de certaines mycoses profondes (aspergilloses pulmonaires, par exemple). Si l'intradermo-réaction est suffisante pour affirmer le diagnostic de candidose, le dosage des anticorps et des précipitines permet d'affirmer une candidose chronique. Un résultat positif a également une valeur pronostique car il reflète l'importance de l'imprégnation candidosique.

Un typage lymphocytaire complet

Ce test, qui est devenu un test de routine, est indispensable pour évaluer les capacités défensives de l'immunité cellulaire. C'est elle qui est d'abord concernée dans la défense de l'organisme contre les virus, les cellules cancéreuses et les champignons. Une diminution des lymphocytes T4 (CD4), associée à une baisse du rapport des lymphocytes T4/lymphocytes T8 (CD4/CD8), prouve la baisse de l'efficacité de l'immunité cellulaire.

Examen du sang frais au microscope à fond noir

S'il persistait un doute, l'examen du sang grâce au microscope à fond noir permet d'affiner le diagnostic. Il permet surtout de suivre l'évolution du traitement et d'évaluer l'importance du développement des candidas, ainsi que de l'acidose tissulaire.

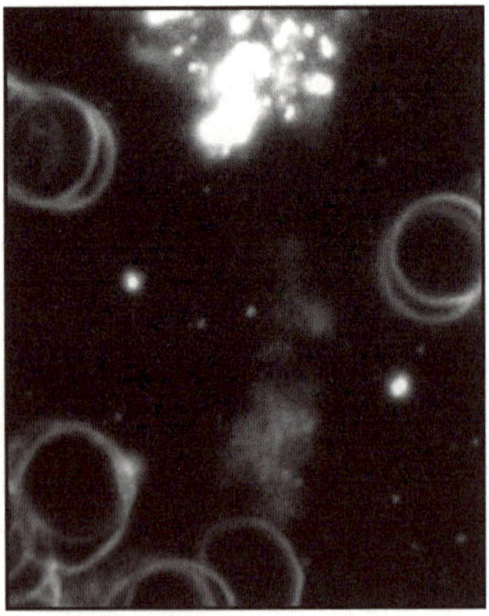

On voit sur cette image des formes particulières appelées basites, toujours présentes dans le sang en cas de candidose chronique. Attention, il ne s'agit pas ici de formes matures ni de présence de candida dans le sang.

CHAPITRE 4

Candida et immunité

Le lien qui existe entre la candidose et le système immunitaire est réel et complexe. L'infection par le *candida albicans* peut en effet être à la fois la cause et la conséquence d'un affaiblissement du système immunitaire chargé de la défense de l'organisme. Il existe deux formes principales de défense immunitaire : l'une est liée aux cellules (lymphocytes T, cellules K, macrophages, granulocytes éosinophiles) et l'autre, humorale, aux différentes immuno-globulines (sécrétées par les plasmocytes).

La complexité du système immunitaire vient d'une part du fait que les candidas déjouent souvent, par leur diversité antigénique et leurs mécanismes d'adaptation, ces défenses immunitaires, et d'autre part parce qu'il est souvent difficile de déterminer si leur développement est la cause ou la conséquence du déséquilibre immunitaire.

La baisse de l'immunité provoque le développement du candida albicans

Si les individus qui possèdent un système immunitaire actif luttent rapidement contre les infections fongiques, il n'en est pas de même chez les sujets qui présentent une dépression des fonctions immunitaires cellulaires, principalement assurées par les lymphocytes T.

Un certain nombre de circonstances favorisent en effet une baisse passagère ou constante de l'immunité. Chacune d'elles constitue un terrain qui permettra le développement d'infections de type opportuniste dont la candidose fait partie.

Imaginons que ce système immunitaire cellulaire soit, pour une raison ou une autre, en situation de faiblesse, les processus chargés du contrôle des levures dans l'intestin ne sont alors plus en mesure de le faire correctement. Ils peuvent être rapidement dépassés, et les colonies de candidas se mettront à se multiplier, puis à migrer.

Ces facteurs sont nombreux :

- alimentation pauvre et déséquilibrée,
- stress excessif,
- conditions immuno-dépressives (maladie auto-immune, cancer, leucémie, Sida, traitements chimiothérapiques anticancéreux, radiothérapie...),
- exposition excessive au soleil,
- prise de certains médicaments altérant le système immunitaire (immunodépresseurs, corticoïdes, antibiotiques...),
- prise régulière de la pilule anticonceptionnelle, grossesse,
- diabète.

Ils ne sont pas la cause du développement des candidas, mais constituent des conditions particulières qui transforment les candidas en des formes pathogènes et favorisent leur développement.

Certains médicaments chimiques provoquent le développement des champignons

L'utilisation prolongée d'antibiotiques est connue comme étant un facteur déclenchant des plus importants. En faisant disparaître une grande partie de la flore bactérienne de protection et en déprimant le système immunitaire, les antibiotiques provoquent le développement des *candidas albicans*.

Il se produit souvent le cercle vicieux suivant : un sujet qui présente un déficit immunitaire est plus enclin à développer une infection bactérienne qui sera alors traitée par antibiothérapie. Ce traitement provoquera alors une poussée de candidose et un affaiblissement immunitaire qui sera rapidement responsable d'une récidive de l'infection bactérienne.

À cette action indirecte, par modification de l'environnement, s'ajoute parfois une action directe. Certains antibiotiques à large spectre, comme la néomycine et les tétracyclines, stimulent la prolifération des candidas qui, semble-t-il, peuvent s'en nourrir.

D'autres médicaments chimiques provoquent le développement des candidas : les corticostéroides, les médicaments anti-ulcéreux[1]. Les sujets prenant régulièrement des drogues telles que la cimétidine (Tagamet) ou la ranitidine (Zantic) sont plus prédisposés à être porteurs d'une candidose chronique au niveau de l'estomac. Ceci met en valeur le rôle des sécrétions d'acide chlorhydrique dans la prévention naturelle du développement des *candidas albicans* au niveau de l'estomac[2].

L'effet dépresseur sur l'immunité des immuno-dépresseurs est évident par définition. Ils sont classiquement utilisés pour empêcher les phénomènes de rejet après la greffe d'un organe. Mais on les emploie également lors du traitement de certaines maladies auto-immunes.

La généralisation des hormones sexuelles de synthèse utilisées dans les contraceptifs oraux a favorisé le développement des candidoses vaginales. À ce propos, une étude américaine montre que le champignon a été retrouvé dans le vagin de 61 % des femmes prenant régulièrement la pilule. Ce pourcentage augmente proportionnellement avec la durée de la prise de ce moyen de contraception.

Les autres facteurs de baisse de l'immunité

Lorsque le système immunitaire est déficient, le candida se développera plus rapidement. C'est la raison pour laquelle un système immunitaire sain est capital pour prévenir l'envahissement de l'organisme par des champignons. C'est le système immunitaire à médiation cellulaire qui est impliqué dans le contrôle du développement des candidas. Il contrôle également la lutte contre les cellules tumorales et les virus.

Outre certains médicaments, d'autres facteurs peuvent le fragiliser : les irradiations, les polluants chimiques de l'environnement, les carences alimentaires (minéraux et oligo-éléments) et certaines maladies telles que le cancer, le diabète, l'hypothyroïdie, l'alcool et le stress.

Agressions psychiques et stress

Notre époque est dominée par la nervosité, et chacun se trouve concerné par ce problème qui fait partie de la vie quotidienne, et surtout de la vie citadine. Chacun de nous en souffre donc plus ou moins. Les contrariétés, le bruit de fond permanent, les pertes de temps, les stations debout prolongées, les files d'attente interminables qui constituent le pain quotidien de notre vie publique contribuent à alimenter cette nervosité. Malgré beaucoup de philosophie et une bonne dose d'humour, les plus patients finissent par s'exaspérer. Soupirs et trépignements n'en constituent qu'un piètre exutoire, et l'accumulation, jour après jour, de ces multiples désagréments aboutit à créer ce que l'on a coutume d'appeler le "stress".

On doit le terme "stress" au physiologiste américain Walter Cannon qui, en 1920, définissait le stress *"comme un état dans lequel se met un animal face à une stimulation suscitant chez lui une réponse de fuite ou de lutte"*. En 1950, le mot passe dans le langage populaire grâce aux travaux du physiologiste canadien Hans Selye (1907-1982). Ce dernier démontra que toutes les agressions auxquelles nous sommes soumis – qu'elles soient physiques ou psychiques – déclenchent des réactions identiques d'auto-défense non spécifiques. Il appelle *syndrome général d'adaptation* l'ensemble de ces réactions et décrit le déroulement de la réponse de l'organisme à la situation stressante en trois étapes :

1. *La réaction d'alarme* qui correspond au choc et à la mise en place des réactions de défense.
2. *Le stade de résistance* qui est l'étape de l'adaptation, avec mise sous tension maximale pour le combat ou la fuite.
3. *Le stade d'épuisement* qui survient lorsque le sujet ne peut plus maintenir ses réactions de défense, en cas d'agression trop intense ou trop prolongée.

Hans Selye affirmait que *"chaque exposition à un stress laisse une trace indélébile car elle épuise les réserves d'adaptation qui ne peuvent être remplacées"*, et il concluait que la plupart des maladies humaines sont des "maladies d'adaptation", conséquences du syndrome de stress ! [3]

La Psycho-Neuro-Immunologie

Négligé pendant longtemps, ce facteur psychique qu'est le stress est aujourd'hui considéré comme un des fléaux de notre vie moderne. Il existe maintenant une nouvelle science qui s'est développée aux États-Unis et qui cherche à évaluer les conséquences du stress sur notre santé en général, et sur notre équilibre immunitaire en particulier : la "Psycho-Neuro-Immunologie". Il existe en effet un rapport entre notre système nerveux et notre système immunitaire, et les chocs psychologiques retentissent sur l'ensemble de l'organisme par l'altération qu'ils provoquent sur notre système de défense. Une étude biologique menée sur des étudiants américains en période d'examen a montré une baisse significative de leur coefficient immunitaire[4] pendant cette période de stress. Avec l'intensité du stress, une variation corrélée du taux d'une certaine catégorie des lymphocytes appelés *natural killers* a été mise en évidence.

Le stress est donc le plus souvent insidieux et cumulatif, martelant chaque jour notre vie au travers des mille soucis de chacun. Généralement, il a peu d'influence réelle sur notre santé et se marque le plus souvent par une fatigue plus ou moins exprimée. Celle-ci ne suffit fort heureusement pas à déclencher une maladie grave ou chronique.

Le stress constitue en fait la "toile de fond" quasi permanente de notre vécu, résultant des diverses agressions auxquelles sont soumis quotidiennement notre système nerveux et, par son intermédiaire, notre système immunitaire. Cependant, certaines dispositions intérieures sont plus pernicieuses et peuvent être le préambule à un mal-être persistant, constituant de véritables épines irritatives au niveau de l'âme. C'est le cas des colères rentrées, des jalousies maladives, des conflits latents non exprimés, de l'intransigeance, des troubles de la sexualité...

Un pas de plus et nous arrivons au stress violent, au traumatisme du sentiment qui perturbe l'âme et y laisse une profonde cicatrice.

Une "échelle du stress" (échelle de Holmes) permet de quantifier 41 événements de la vie courante selon une gradation statistiquement éprouvée. Elle permet d'évaluer l'importance d'un événement traumatisant (voir tableau en fin de chapitre).

Il existe incontestablement une réalité qui relie ce qu'on pourrait appeler "l'état d'âme" et l'apparition des maladies au niveau physique. Continuer à le nier témoignerait d'un manque de jugement évident, mais ne considérer que l'âme comme source unique des maladies serait faire preuve d'une étroitesse de vue aussi coupable que celle qui n'admettrait comme cause qu'une origine physique. Il paraît impossible d'envisager une conception de la maladie qui dissocie le corps, l'âme et l'esprit, et c'est finalement au niveau de l'esprit que se trouve une cohésion propre à comprendre cet ensemble qu'est l'être humain. Le cas clinique suivant est exemplaire sur ce dernier point :

« *Thérésa est une jeune femme de 31 ans. Elle avait jusqu'alors connu peu de problèmes de santé qui puissent l'incommoder sérieusement. Elle présentait bien de petits troubles fonctionnels banals, comme de l'hypotension, une constipation chronique, une mastose kystique et une rhinite allergique épisodique qui avait fait suite à un asthme de l'enfance. Cet asthme avait été traité par une antibiothérapie intensive. Mais nombreux sont ceux qui supportent de tels troubles sans se plaindre*

Elle a 28 ans lorsqu'un drame familial provoque un déséquilibre important de sa santé. Sa mère et son jeune frère trouvent la mort dans l'incendie de leur maison, et son père reste gravement brûlé. Elle est alors enceinte de 2 mois. Il s'ensuit une dépression réactionnelle importante, prise en main par un psychiatre qui l'aide avec des antidépresseurs.

La dépression s'améliore doucement au fil des mois, et Thérésa préfère remplacer le traitement chimique par des produits homéopathiques. Il apparaît alors peu à peu un cortège de symptômes particuliers qui encombrent considérablement son existence : tout d'abord survient une aggravation de certains symptômes circulatoires déjà connus, comme des signes hypotensifs plus marqués, avec des vertiges, des sensations de faiblesse et de syncope imminente. Il se produit également une aggravation nette des troubles digestifs : difficultés digestives, forte constipation, gaz et douleurs abdominales et gastriques. D'autres symptômes inconnus jusque-là apparaissent : une grande fatigue avec tête lourde et maux de tête en fin de journée, accompagnée de difficultés de concentration. Ces signes s'améliorent lorsqu'elle mange un fruit. Un syndrome pré-menstruel marqué avec une importante rétention d'eau apparaît avant les règles, ainsi qu'une cellulite et une prise de poids générale. Des signes de spasmophilie se présentent : énervement, crises de larmes, sensation qu'elle n'a jamais de temps pour faire les choses, que le temps passe trop vite, sautes d'humeur, anxiété, irritabilité et troubles du sommeil. Elle se sent mal dans son corps et n'arrive pas à perdre du poids ; sa cellulite augmente, se localisant sur le ventre et les cuisses. Elle augmente alors sa consommation de sucreries pour améliorer ses sensations de vertige et de manque de concentration, mais l'aide n'est que passagère et est rapidement suivie d'une sensation d'abattement et de découragement. La rhinite allergique augmente et quelques crises d'asthme reviennent, ainsi que des allergies cutanées sous forme de démangeaisons des deux bras. Enfin s'installe une mycose vaginale récidivante, rapidement résistante aux traitements chimiques.

C'est dans cet état que Thérésa, désespérée, vient me consulter. L'ensemble de ses troubles évoque d'emblée la possibilité d'une candidose chronique, provoquée par les traitements antibiotiques de l'asthme infantile, et surtout aggravée à la suite du traumatisme psycho-affectif important. Celui-ci a été responsable d'une baisse brutale de l'immunité cellulaire, qui a permis le développement massif des champignons sur un terrain déjà prédisposé.

Le test à la candidine provoque une réaction positive très importante à la 72ème heure, ce qui confirme le diagnostic et permet de mettre en place le traitement :

1 – Candidine 9 CH *une fois tous les 10 jours.*

2 – Folliculinum 15 CH *le 14ème jour de chaque cycle.*

3 – Les autres jours :

- *1 comprimé* Fortakehl Sanum D5 *le matin au réveil,*
- *1 comprimé* Immucan Mega-Food *et 1 gélule d'huile d'onagre aux 3 repas,*
- *1 gélule* Albicansan Sanum D4 *le soir au coucher.*

4 – Correction de l'alimentation.

5 – Lavements rectaux deux fois par semaine.

Dès le début du traitement, une aggravation importante des troubles se produit : problèmes de peau avec démangeaisons aux deux bras, troubles du sommeil, constipation opiniâtre, herpès, rhinite claire et abondante, fatigue plus marquée. Cette aggravation est classique dans les cas anciens de candidose et correspond au syndrome d'Herxheimer ; elle est passagère et généralement de courte durée.

En effet, un mois après le début du traitement, apparaît soudain une amélioration spectaculaire : le sommeil redevient normal, le transit intestinal se normalise, disparition complète des problèmes de peau et du syndrome prémenstruel aux règles suivantes, perte de 4 kg en un mois, avec fonte de la cellulite. Une sensation de mieux-être s'installe : la gaieté et la joie de vivre réapparaissent, l'humeur s'améliore, au point que son mari, intrigué, demande une consultation pour lui-même. Malheureusement, il ne souffre pas de candidose chronique... !

À partir du troisième mois, le traitement est allégé, mais il sera continué jusqu'au sixième mois afin d'éviter les rechutes. Le régime alimentaire sera maintenu pendant une année et les sucreries définitivement abandonnées. »

Cette observation est intéressante à plus d'un titre. Il faut tout d'abord retenir le fait qu'un traumatisme psychique important puisse être responsable d'un déséquilibre immunitaire durable, avec des conséquences sur tous les plans. Elle confirme en outre les études de psycho-neuro-immunologie qui ont été signalées plus haut, et démontre la relation directe entre des situations stressantes et des troubles physiques de la santé.

Ensuite, les déséquilibres psychiques dont souffrait Thérésa pouvaient à juste titre entrer dans le cadre général des symptômes d'une spasmophilie et, à ce titre, auraient pu être uniquement attribués aux conséquences du choc affectif qu'elle avait subi récemment. Ils auraient alors été traités comme tels, par des sédatifs, des anxiolytiques et des somnifères pendant de nombreuses années. Bien que le traumatisme ait été le facteur initiateur des troubles, c'est sur le plan immunitaire qu'il fallait chercher la cause de la pérennisation des signes psychiques. Le développement du candida, lié à la baisse subite et importante de l'immunité, a été responsable d'une véritable intoxication toxinique chronique, et certaines de ces toxines sont neuro-toxiques.

Enfin, les troubles de la gestion de l'eau : syndrome prémenstruel, prise de poids, cellulite, troubles de la circulation, sont classiques lors d'une candidose chronique.

Le développement du candida albicans *est un facteur de baisse de l'immunité*

Le développement exagéré des candidas produit des quantités croissantes de toxines qui, à leur tour, affaiblissent le système immunitaire humoral. Une étude menée au Johns Hopkins Hospital montre que 70 % des patients souffrant d'une candidose chronique présentaient une maladie chronique associée et liée à une baisse immunitaire : cirrhose, anémie grave, maladie du système glandulaire, maladies de peau telles que vitiligo ou psoriasis.

La candidose chronique peut donc elle-même jouer le rôle de facteur aggravant pour d'autres pathologies, et en particulier pour l'urticaire, la colite chronique, le psoriasis, le Sida, la dépression.

Action du candida albicans *sur la défense immunitaire de l'organisme-hôte*[5]

Le pouvoir des cellules de *candida albicans* de se fixer aux cellules de l'hôte par adhérence est décisif pour le déclenchement des processus immunitaires et capital pour celui de l'infection. Cette phase préliminaire dépend de la constitution biochimique de la paroi des levures ainsi que de la qualité de l'épithélium, qui possède ou non des sites récepteurs sur lesquels pourront se fixer les levures. Des trois constituants principaux de la membrane cellulaire du candida, deux sont des polysaccharides (le glucane et la chitine) qui servent au maintien de la forme de la levure. Le troisième (le mannane) est constitué d'unités de mannose. Couplé à d'autres protéines de la paroi cellulaire de la levure (sous forme de mannoprotéine), ce polysaccharide a la capacité de se coupler à certaines protéines de la paroi épithéliale de l'hôte et d'être à l'origine de l'adhésivité des cellules de candida aux parois des tissus. *Cette glycoprotéine possède donc des propriétés fonctionnelles d'une importance exceptionnelle pour la manifestation de la candidose. Elle est à l'origine de l'adhérence des cellules de* candida albicans *aux cellules de l'hôte.*

Divers tests *in vitro* ont permis d'étudier le mode de fixation du *candida albicans* aux cellules humaines. Les modèles expérimentaux ont été des kératocytes, des cellules de muqueuse buccale, des cellules uro-épithéliales, des cellules de l'épithélial vaginal, des thrombus de fibrine, et des surfaces de matière synthétique simulant des protéines. Isolée de la paroi cellulaire du candida, la mannoprotéine peut donc se lier aux différents récepteurs des cellules membranaires de l'hôte. Cependant, si le polysaccharide est préalablement dissocié par un procédé enzymatique (par exemple au moyen de mannosidase), il ne se produit plus d'adhérence aux cellules humaines.

Il est intéressant de noter que par mimétisme moléculaire, la mannoprotéine peut activer le complément. Ce système enzymatique fait partie du système de défense humoral et provoque, par sa fonction, l'activation cellulaire, l'opsonisation (fixation d'opsonines comme certains facteurs du complément, rendant ainsi leur phagocytose possible par les macrophages) et la cytolyse. Cette capacité d'activer le complément est particulièrement développée pour la forme virulente du *candida albicans.* On a en effet constaté que l'adhérence du champignon aux cellules épithéliales de l'hôte est considérablement plus accrue dans la phase mycélienne du champignon que dans la phase levure. Certains antigènes de surface ne se forment en effet que sur les mycéliums pendant la colonisation des tissus de l'hôte. La liaison entre les composants du complément et les récepteurs localisés sur les cellules de candida repose sur un effet *lectine-like* : les lectines sont des protéines pourvues de sites d'identification pour des structures polysaccharidiques spéciales.

La défense immunitaire cellulaire joue le rôle principal dans la défense contre le *candida albicans*. Certaines structures superficielles antigéniques du champignon déclenchent une stimulation des lymphocytes T. Ces derniers sécrètent des lymphokines, provoquant premièrement l'attraction chimiotactile des monocytes en circulation (macrophages et cellules présentant l'antigène). Dans un second temps, les macrophages phagocytent les levures, puis ils sont inhibés afin s'arrêter le processus. Des mécanismes d'immunité cellulaire intacts sont ainsi capables, grâce à la phagocytose, d'éliminer le *candida albicans,* que ce soit sous sa forme de levure ou de moisissure.

Cependant, si les conditions du milieu permettent un développement rapide du champignon, l'activité des macrophages est rapidement débordée. Les nombreux sites d'activation du complément présents sur la surface du mycélium engendrent la formation de véritables "ponts", constitués de facteurs C3 et C4 du complément, qui relient entre eux plusieurs hyphes (ou pseudo-hyphes), donnant ainsi naissance à des agrégats d'une certaine grandeur qui ne peuvent plus être phagocytés par les macrophages. De plus, ce processus consomme beaucoup de facteurs du complément, ce qui diminue proportionnellement les capacités de reconnaissance et de phagocytose.

Les macrophages qui tuent et digèrent les micro-organismes phagocytés, principalement à l'aide des enzymes hydrolase acide et peroxydase contenues dans leurs lysosomes, sont soutenus dans leur activité par les granulocytes neutrophiles. Ces derniers possèdent comme principe actif de la myéloperoxydase, une enzyme qui, en présence de H_2O_2 et d'anions halogènes, provoque l'halogénation des protéines de candida. La myéloperoxydase s'attache de façon préférentielle à la mannoprotéine externe des cellules de candida. Cependant, celles-ci se soustraient à cette attaque par une sorte de mimétisme. C'est ainsi que les hyphes de candida phagocytés sécrètent une substance qui se dépose sur les récepteurs pour candida à la surface des granulocytes, les entravant dans leur tâche véritable, à savoir leur fixation sur les mycéliums encore vivants.

Sur le plan de l'immunité humorale, le *candida albicans* se soustrait aux mécanismes de défense grâce au dimorphisme levure/moisissure. Au cours de cette morphogenèse, les couches les plus superficielles de la paroi cellulaire, comme les couches les plus profondes sont transformées chimiquement. Les anticorps dirigés contre la forme levure ne peuvent alors plus identifier la forme pathogène du champignon, qui se présente sous forme de mycélium. Ils perdent ainsi leur fonction protectrice.

La propriété des agents infectieux de pouvoir duper les mécanismes de défense de l'organisme grâce à un mimétisme moléculaire et de garantir ainsi leur propre survie se retrouve chez de nombreux microbes. Les mécanismes d'adaptation du *candida albicans* à la défense immunitaire de l'organisme humain sont extraordinairement subtils et variés. Le champignon levure-moisissure possède des propriétés qui lui permettent de déjouer les tentatives de défense dirigées contre lui. Il réalise une forme de parasitisme particulièrement bien réussie.

Immuno-déficit induit par les infections chroniques à candida albicans[6]

La production de mannane, incapable d'être dégradé par les cellules monocytaires de son hôte, entraîne une absence de réponse immunitaire effective, thymodépendante, qui permet le développement d'une infection chronique récidivante. Le mannane exerce une activité suppressive directe sur les processus de l'immunité cellulaire (activation des lymphocytes T suppresseurs[7] et inhibition de la présentation de l'antigène par le monocyte[8]). Ces deux mécanismes sont responsables du déficit immunitaire observé au cours des poussées aiguës de candidose chronique cutanéo-muqueuse. De plus, les lymphocytes T de patients atteints de cette maladie, testés lors des périodes de rémission clinique, sont plus sensibles à l'activité suppressive du mannane que des lymphocytes T normaux.

Tout porte à croire que le déficit immunitaire cellulaire spécifique, observé lors des phases aiguës de candidoses, est secondaire à l'accumulation du mannane lui-même, au développement rapide des *candidas albicans*.

Échelle de Holmes

1	Décès du conjoint	100
2	Divorce	73
3	Séparation conjugale	63
4	Emprisonnement	63
5	Décès d'un proche	63
6	Accident ou maladie	58
7	Lien (contrainte aliénante)	50
8	Licenciement	47
9	Réconciliation conjugale	45
10	Retraite	45
11	Ennui de santé familial	43
12	Grossesse	40
13	Problèmes sexuels	39
14	Agrandissement du cercle de famille	39
15	Rapports tendus au travail	39
16	Changements de situation financière	39
17	Disputes répétées avec le conjoint	35
18	Hypothèque	31
19	Recouvrement d'un prêt supérieur à 15 000 €	30
20	Changement de responsabilité professionnelle	29
21	Enfant quittant le domicile	29
22	Frictions avec les beaux-parents	29
23	Réussite personnelle exceptionnelle	27
24	Début ou fin du travail pour le conjoint	26
25	Début ou fin de l'école	26
26	Changement des conditions de vie	25
27	Changement des habitudes personnelles	23
28	Problèmes avec le patron	20
29	Changement dans les heures de travail	20
30	Changement de résidence	19
31	Changement d'école	19
32	Changement dans les loisirs	19
33	Changement d'activité religieuse	18

34	Nouvelles activités sociales	18
35	Hypothèque ou emprunt inférieur à 15 000 €.	17
36	Insomnies	16
37	Changement dans le cercle familial	15
38	Changement des heures des repas	15
39	Vacances	13
40	Fête de Noël	12
41	Illégalités mineures	11

- Jusqu'à un total de **150 points**, on n'observe pas de conséquences physiques particulières aux événements vécus.
- De **150 à 300 points**, il existe au moins des conséquences neuro-végétatives, c'est-à-dire une perturbation du système nerveux de contrôle de la vie des organes.
- **Au-delà de 300 points**, il est rare que n'apparaisse pas un trouble ou une lésion de nature psychosomatique.

Mais n'oublions pas que l'évaluation est statistique, donc relative ; chacun vivant un événement donné avec une intensité qui lui est propre.

Ce tableau met en évidence deux choses :

- Il met tout d'abord en valeur le fait que le rythme est important dans la vie, et que tout changement de rythme constitue un événement traumatisant, représentant un stress.
- On pourrait ensuite s'étonner de voir apparaître dans cette liste des circonstances heureuses, qui se révèlent comme traumatisantes. Mais "BON-heurt" ou "MAL-heurt" constituent l'un comme l'autre des "heurts" et, par là même, des traumatismes ; une trop grande joie peut être responsable de problèmes de santé au même titre qu'une grande peine.

CHAPITRE 5

Les traitements

LE TRAITEMENT DE LA CANDIDOSE CHRONIQUE tendra à réduire les facteurs de promotion de la croissance du champignon. Dans cette perspective, quatre points seront particulièrement importants lors de la prise en charge thérapeutique :

1. Un régime strictement suivi pendant toute la période du traitement et même après.
2. Un programme thérapeutique contre les candidas.
3. Un programme de suppléments alimentaires et de vitamines afin de combler les éventuelles carences.
4. Des mesures contribuant à rétablir une hygiène intestinale correcte.

Il faut d'ores et déjà insister sur le fait que pour obtenir des résultats satisfaisants et durables, tout traitement de candidose chronique doit être fidèlement poursuivi pendant plusieurs mois. Il est notamment capital qu'une fois corrigées, les habitudes alimentaires ne se dégradent pas à nouveau ; les excès de sucres surtout doivent être évités, sous peine de rechutes.

Alimentation

Réduire les facteurs prédisposants

❑ *Insuffisance des sucs digestifs*

Les sécrétions digestives telles que l'acide chlorhydrique, les enzymes pancréatiques, la bile, empêchent normalement le développement excessif des levures et leur propagation dans le tractus gastro-intestinal. Une carence ou une faiblesse de l'un ou l'autre de ces facteurs digestifs va donc permettre au champignon de se développer. La restauration de la qualité des sécrétions digestives grâce à des compléments appropriés est un point capital du traitement des candidoses chroniques.

Un certain nombre de spécialités homéopathiques améliorent la qualité des sucs digestifs et contribuent à améliorer la digestion.

Pour améliorer la qualité des sucs digestifs

• Cichorium comp.	pour l'estomac
• Basilicum comp.	pour le pancréas
• Choléodoron	pour la vésicule biliaire
• Aspidium/Salix composé	pour l'intestin
• Centaurium composé	pour la constipation
• Carvon	pour les ballonnements
• Carbo Betulæ composé	pour la diarrhée

Les enzymes pancréatiques peuvent également être d'une aide précieuse pendant le traitement d'attaque, car la digestion incomplète des protéines et des sucres est responsable d'un certain nombre de problèmes dans l'organisme. Elle favorise en particulier l'apparition d'allergies alimentaires et la formation de substances toxiques dans l'intestin et le côlon (les ptomaïnes).

Les enzymes pancréatiques sont indispensables à une bonne digestion et contribuent également à empêcher le développement de champignons, de parasites ou de bactéries[1]. De plus, elles aident l'organisme à rompre les complexes immuns[2].

Extraits enzymatiques

• Ultrazyme	Nature's Plus
• Nutrizyme	Nature's Plus
• Vibragest	Nature's Plus
• Enzygest	Lamberts
• Viobin Pancreatin	Lamberts
• Creon Super Enzyme	Vit'All +

❑ *Insuffisance hépatique chronique*

Un affaiblissement de la fonction hépatique suite à une agression chimique provoque le développement de candidas chez la souris[3]. Il est très probable que le même phénomène se produise chez l'homme. Le foie est ainsi un organe important de la lutte contre l'envahissement de l'organisme par les champignons.

Les éléments toxiniques issus du développement des candidas sont absorbés dans le sang au niveau des intestins et filtrés par le foie. L'affaiblissement des processus de détoxication hépatiques serait responsable de l'hypersensibilité aux substances chimiques que présentent les sujets porteurs de candidose chronique. Les symptômes qui accompagnent cette pathologie – tels que le psoriasis – montrent que le foie ne filtre pas suffisamment le sang.

Les sujets souffrant de candidose chronique présentent souvent les symptômes de la réaction d'Herxheimer (aggravation de la maladie au début du traitement) lorsqu'on leur administre des antifongiques puissants. Cette réaction provient du fait que la mort des candidas provoquée par la drogue chimique libère d'importantes quantités de toxines dans le sang. Les capacités de détoxication hépatiques se trouvent alors dépassées, et la toxémie s'élève, provoquant une aggravation passagère des symptômes. C'est la raison pour laquelle il est important de soutenir les fonctions hépatiques avant d'entreprendre un traitement agressif des candidoses chroniques.

Hépato-protecteurs et hépato-draineurs

• Hépatodoron	Weleda
• Chelidonium comp.	Weleda
• Liv 52	Ayurmedica
• Apo-Hepat	Pekana
• Toxex	Pekana
• ...toute autre thérapie de soutien hépatique	

Correction de l'alimentation

❑ *Régime alimentaire*

La correction de l'alimentation est l'un des aspects les plus importants du traitement de fond des candidoses chroniques. Le régime doit avant tout éliminer le sucre raffiné et certains autres sucres, tels que le fructose, le sucrose, les jus de fruits, le miel, le sirop d'érable, car le candida se développe dans un milieu riche en sucre. Le but du régime est donc de le carencer. Les levures sont capables de fermenter les sucres alimentaires[4], et la plupart des sucres favorisent la croissance des levures[5] (sucrose, glucose, lactose, maltose, fructose).

L'élimination des amidons céréaliers est également un point important, en particulier les graines conduisant à la production de maltose[6]. Certains auteurs autorisent les fruits, mais l'expérience prouve qu'il est préférable de les éliminer totalement, au moins pendant la phase d'attaque du traitement.

Sont aussi à éviter les aliments contenant une teneur importante en levures ou en moisissures, comme le pain, les fromages, les boissons alcooliques, les fruits secs, les cacahuètes.

Le lait et les produits laitiers doivent être évités à cause de leur haute teneur en lactose – qui est le sucre du lait – et la présence fréquente d'antibiotiques.

De même, tous les allergènes connus sont à éliminer, car les allergies affaiblissent le système immunitaire et offrent ainsi un environnement plus propice pour le développement du champignon.

Tous les autres aliments peuvent être consommés librement, y compris les légumes, les aliments pourvoyeurs de protéines (légumineuses, viande, poulet, poisson), les céréales complètes, le sésame, la châtaigne, l'amande, la noisette, la noix de cajou, le potiron, le potimarron, la betterave... Certains fruits sont également permis (voir *Régime type*).

Un aliment particulièrement efficace pour lutter contre les candidas est l'ail, qui a montré une activité fongicide sur un grand nombre de souches de champignons[7]. L'ail est particulièrement actif sur le *candida albicans*, bien plus que la nystatine, le violet de gentiane et six autres antifongiques connus[8].

Régime type

Éviter tous les allergènes alimentaires cités ci-dessus. Les aliments qui peuvent être consommés librement sont les légumes (exceptés ceux cités précédemment), les sources habituelles de protéines (légumineuses, viande, poulet, poisson, dinde...), ainsi que les céréales complètes (en évitant toutefois celles trop riches en gluten comme le blé et le seigle).

❑ *Pains*

Éviter absolument tous les pains ayant levé, quelle que soit la qualité biologique de leur farine !

Pour ceux qui ne peuvent pas se passer de pain, il faut alors leur préférer les pains secs (biscottes, Wasa), le pain azyme ou la pita. Bien que ces derniers soient faits avec du froment, du blé ou du seigle, c'est le processus de panification qu'il faut ici éviter (la mie est un support de levure). Mais l'idéal est évidemment de cesser totalement toute consommation de pain.

❑ *Sucres*

Éviter les aliments riches en hydrates de carbone, en sucres raffinés (sucrose, fructose), les jus de fruits, le miel, le sirop d'érable, les fruits secs, les fruits en général, à l'exception des pommes, cerises, toutes les baies, poires.

Limiter la consommation de légumes riches en hydrates de carbone comme les pommes de terre, le maïs, le panais.

Les "mauvais" sucres

Sucre de canne (blanc ou roux)
Sucre de betterave
Cassonade
Miel
Sirop d'érable
Sucreries
Friandises
Mélasse
Confitures, gelées
Crèmes glacées
Boissons sucrées (sodas, colas...)
Farines raffinées (pain blanc, miche, biscottes...)
Gâteaux à la farine blanche et au sucre
Pizzas
Brioches, croissants, biscuits
Quiches
Feuilletés, vol-au-vent
Pâtes complètes (contenant trop de gluten)
Riz blanc raffiné
Fécule de pommes de terre
Carottes cuites
Maïs
Fécule de maïs
Semoule, couscous
Amidon
Céréales non autorisées en flocons
Farines de céréales non autorisées
Chocolat avec moins de 60 % de cacao
Chocolat au lait
Friandises à base de chocolat, de lait, de miel

Les "bons" sucres

Céréales intégrales sans gluten (riz, quinoa, millet)
Riz soufflé
Pâtes alimentaires "normales"
Farines de céréales autorisées (soja, millet, riz...)
Céréales autorisées en flocons
Germes de blé
Fèves fraîches
Lentilles
Céleri
Navet
Germes de soja
Pousses de bambou
Cœur de palmier
Salsifis
Carottes crues
Aubergine
Courgette
Concombre
Tomate crue (si elle est cuite, enlever la peau)
Radis
Champignons
Chou / Chou-fleur
Haricots verts
Poireau
Artichaut
Poivron
Salades vertes
Épinards
Chocolat avec plus de 60 % de cacao
Pois chiches / Pois cassés
Haricots secs

❑ *Ferments*
Éviter les aliments contenant des levures, des moisissures ou des ferments comme le pain, les fromages fermentés, les champignons crus, le vinaigre, les boissons fermentées (bière, cidre...), la sauce soja, les yogourts.
Le tamaris est autorisé.

❑ *Céréales riches en gluten*
Blé, seigle, avoine, orge, épeautre, froment, kamut.
Le sarrasin, qui ne contient que très peu de gluten, peut être autorisé.

❑ *Fruits*
Éviter la consommation des agrumes qui sont naturellement très riches en sucre (oranges, pamplemousses, ananas, kiwis). On évitera également le melon et le raisin.
Le citron, qui est le moins sucré des agrumes, est autorisé.

❑ *Fromages*
Éviter le lait et les produits laitiers qui contiennent du lactose et souvent des antibiotiques, sauf le fromage blanc.

❑ *Divers*
Éviter l'alcool, les cacahuètes, les noix, le chocolat, le jambon, les pickles, les tomates, les boissons pétillantes.

Chimiothérapie

Les médicaments chimiques anti-champignons

(médicaments antifongiques ou fongicides)
Depuis plusieurs dizaines d'années, l'industrie chimique pharmaceutique a produit un certain nombre de substances de synthèse capables d'avoir une action létale spécifique

sur les diverses souches de champignons dont le développement provoque des symptômes le plus souvent locaux.

Ces substances ont une action puissante sur les champignons, mais leur utilisation à long terme est souvent rendue difficile de par les effets secondaires qu'elles risquent de provoquer. Elles sont plus adaptées aux traitements ponctuels en cas de symptômes aigus de candidoses locales. Leur utilisation peut ainsi se concevoir en début de traitement, et elles seront relayées par des traitements biologiques plus naturels et exempts d'effets secondaires, plus appropriés aux prises en charge à long terme des pathologies chroniques. Lors de leur utilisation, il faut veiller à les accompagner de draineurs du foie afin d'éviter la réaction d'Herxheimer.

Antifongiques généraux et locaux[11]

Classe	Nom générique	Nom commercial
Polyènes[9]	amphotéricine B nystatine griséofluvine flucytosine	Fungizone Mycostatine Fulcine forte Griséfuline Ancotil
Azolés[10]	kétoconazole miconazole fluconazole éconazole itraconazole	Nizoral Daktarin Triflucan (F) Diflucan (CH) Pevaryl Sporanox
Allylamines	terbinafine	Lamisil
Autres	amorolfine sulfure de sélénium	Locéryl Selsun

Antifongiques topiques pour la candidose vaginale[12]		
Générique	**Nom commercial**	**Présentation**
Butoconazole	Gynomyk (F) Femstat (CH)	3 ovules à 100 mg 20 g de crème à 2 %
Lotrimazole	Canesten	6 cp vag à 100 mg 20 g de crème 2 % 1 cp vaginal à 500 mg
Éconazole	Gyno-pevaryl	15 ovules à 50 mg 3 ovules à 150 mg 78 g de crème à 1 %
Isoconazole	Fazol g (F) Gyno-travogen (CH)	3 ovules à 300 mg 1 ovule à 600 mg
Miconazole	Gyno-Daktarin (F) Monistat (CH)	15 ovules à 200 mg 7 ovules à 200 mg 3 ovules à 400 mg 70 g de crème à 2 %
Nystatine	Mycostatine (F) Nystatine (CH)	12/15 ovules à 100 000 U 80 g de crème à 2500 U/g
Terconazole	Gyno-Terazol	3 ovules à 80 mg 30 g de crème à 0,8 %
Tioconazole	Gyno-Trosyd	1 ovule à 300 mg 20 g de crème à 2 %

***La réaction d'Herxheimer ou réaction dite* "die off"**

Il s'agit d'une réaction secondaire aux traitements utilisant des médications chimiques dont l'action provoque la mort de grandes quantités de champignons. Cette élimination massive provoque alors des réactions toxiques et immunitaires, appelées par les Anglo-Saxons réactions *"die off"*, qui sont responsables de la réapparition de certains signes cliniques ou de symptômes de type grippal. C'est une aggravation transitoire qui peut être désagréable. Pour l'éviter, il convient d'associer aux traitements chimiques un certain nombre de mesures de drainage hépatique décrites plus haut.

Inconvénients des fongicides chimiques

L'emploi de médicaments fongicides, dont la prescription est un réflexe classique lorsqu'on suspecte une mycose, n'est pas sans inconvénients. Tout d'abord, si elle peut aider momentanément à soulager le symptôme, elle ne résout pas le problème de fond. Le réservoir de germes étant le tube digestif, le médicament antifongique va tuer un certain nombre de champignons pendant son passage dans ce tube digestif, abaissant ainsi leur nombre.

Mais si on peut avoir un succès certain en prescrivant pendant dix jours un antibiotique lors d'une infection bactérienne, il n'en est pas de même lorsqu'il s'agit d'une mycose, pour laquelle la prescription d'un antifongique devrait être beaucoup plus longue. On se trouve ici dans un domaine qui se situe, sur le plan thérapeutique, entre les germes dits *banals*, nécessitant une antibiothérapie courte, et la tuberculose, nécessitant une chimiothérapie de longue durée. Mais là n'est pas le principal problème de la prescription d'un antifongique chimique pendant une trop courte période. Celui-ci n'ayant qu'un effet de surface, il génère de la part du candida la formation rapide de microfoyers fongiques, enkystés dans la paroi intestinale, qui peuvent ainsi résister à l'attaque chimique. Ces foyers restent actifs sur le plan toxique et se réveilleront plus tard en essaimant de nouveau dans le tube digestif, expliquant les récidives pratiquement constantes après ce type de traitement.

En voulant détruire les champignons, cette pratique va tendre à chroniciser la pathologie. On le voit, le traitement de la candidose n'est pas une affaire de symptôme, mais une affaire de terrain. Or, le terrain ne peut être modifié par des médicaments chimiques.

Thérapeutiques naturelles

Nous venons de voir que la candidose est une affection touchant d'abord le tube digestif, avant de coloniser secondairement d'autres territoires. C'est une maladie dont il est difficile d'évaluer l'importance, c'est-à-dire l'état réel de la profondeur de l'imprégnation. Et ce n'est certes pas une pathologie facile à traiter !

Les traitements chimiques évoqués plus tôt sont efficaces, mais ils posent un problème dont il faut parler. S'ils ont un effet de nettoyage certain, s'ils permettent de détruire une grande partie des champignons ayant colonisé le tube digestif avec quelques comprimés, ils semblent cependant inappropriés pour pouvoir prendre en charge le problème de fond. Il faut ici reconnaître que nous sommes arrivés à la limite d'un système de pensée et que, pour aller plus loin, il faille changer de paradigme.

Afin d'aborder avec quelque chance de succès le traitement de fond de cette infection, il est nécessaire d'utiliser des substances d'origine naturelle, dont la biochimie est mieux comprise par l'organisme car elles sont issues de la nature et non inventées et synthétisées. Elles ont pour avantage d'aller dans le sens des processus de guérison et de ne pas entraîner de phénomènes de rejets et d'intoxication que l'on appelle communément les effets secondaires.

Isopathie

Nous avons vu au chapitre 2 que le *candida albicans* est dimorphe, c'est-à-dire qu'il peut adopter deux formes différentes selon les contraintes que lui impose le milieu où il se développe. D'une part, il peut prendre l'aspect d'une levure inoffensive qui constitue un élément normal de notre flore microbienne, et d'autre part, celle d'un champignon plus évolué et pathogène : la moisissure. Sous cette forme-là, le candida développe des mycéliums qui envahissent les muqueuses intestinale et gastrique et en augmentent la perméabilité, provoquant ainsi des allergies et autres affections à distance.

Il y a une cinquantaine d'années, le prof. Enderlein[13] découvrit que le candida ne possède pas seulement des propriétés dimorphes, mais pléomorphes, donc qu'il se présente sous de nombreuses formes (*pléo = beaucoup*, et *morphe = forme*). Il constata aussi ce caractère pléomorphe, qu'il décrivit en détail chez beaucoup d'autres micro-organismes. Enderlein développa la théorie de la cyclogénie bactérienne (la genèse cyclique des bactéries) selon laquelle, dans les organismes vivants, les virus, les bactéries et les champignons ne sont que les différents stades d'un même processus d'évolution cyclique et continuel du monde des micro-organismes. Selon cette conception, un micro-organisme peut exister sous des formes différentes, dotées de qualités différentes. La forme de champignon étant la plus évoluée de ce cycle évolutif. Cette approche diffère complètement de la théorie pastorienne qui prône que les micro-organismes se présentent sous une forme fixe, invariable, et ne peuvent se transformer en d'autres formes.

Suite à cette découverte de la cyclogénie bactérienne et à d'autres découvertes complémentaires prirent naissance, d'une part, une théorie sur la genèse des maladies et, d'autre part, la conception du traitement par des remèdes isopathiques. Le terme d'isopathie se compose du mot grec *pathos = maladie*, et du mot *iso = semblable, identique*. L'isopathie est donc la possibilité de traitement en utilisant les produits mêmes qui déclenchent une maladie. Mais son concept diffère de l'homéopathie, qui utilise une substance capable de déclencher chez un individu sain le même tableau clinique qu'une maladie, dont elle peut alors devenir le remède. L'isopathie diffère également de l'allopathie, qui utilise des substances chimiques le plus souvent, s'opposant aux manifestations symptomatiques d'une maladie.

Bien que de nombreux chercheurs étaient conscients de la réalité du polymorphisme microbien, Enderlein fut le premier à isoler et à définir les propriétés curatives contenues dans les produits morbides. Il découvrit en particulier que les premiers stades des cycles évolutifs de développement des micro-organismes sont des régulateurs naturels des formes plus évoluées du même cycle, devenues pathogènes. Transformées en médicaments, ces substances sont actuellement désignées sous le terme de *nosodes*. Sur la base de cette découverte, Enderlein développa une série de remèdes isopathiques spécifiques, capables de provoquer la transformation des micro-organismes pathogènes en leurs stades symbiotiques inoffensifs. L'utilisation thérapeutique de cette propriété biologique permet d'obtenir un grand effet thérapeutique, sans effets secondaires et sans mettre en danger l'intégrité de l'écosystème microbien de l'organisme.

Pour traiter le *candida albicans,* il existe un produit spécifique : **Albicansan**®, capable de transformer les formes évolutives mycéliennes pathogènes du champignon en sa forme levure inoffensive, puis de la dégrader en de minuscules particules qui seront ensuite facilement éliminées.

Les préparations isopathiques contre les candidoses et autres champignons

- **Préparation isopathique spécifique de base**

Albicansan	Sanum Kehlbeck

- **Autres préparations isopathiques**
  (en fonction des localisations)

Fortakehl	Sanum Kehlbeck
Pefrakehl	Sanum Kehlbeck
Exmykehl	Sanum Kehlbeck

❍ Albicansan® se présente sous de nombreuses formes galéniques qui facilitent son emploi : gouttes buvables, ampoules injectables, gélules, pommade, suppositoires rectaux et vaginaux. À la pratique, le remède Albicansan® s'impose comme le traitement de base de toutes les candidoses chroniques, les autres préparations lui sont complémentaires.

❍ Fortakehl® *(penicillinum roqueforti)* se révèle un complément actif pour les candidoses vaginales, les eczémas mycosiques et les candidoses digestives.

❍ Pefrakehl® *(candida parapsilopsis)* est efficace pour traiter les candidoses (et autres mycoses) des orifices cutanéo-muqueux.

❍ Exmykehl® est une association des trois préparations précédentes.

Enderlein reconnut que pour traiter avec succès les états pathologiques chroniques, il est nécessaire d'influencer d'une part judicieusement les micro-organismes en cause, et d'autre part de modifier le milieu ambiant dans lequel ils ont pu se développer et qui a favorisé leur évolution pathogène. Un certain nombre de mesures sont donc l'indispensable corollaire de l'utilisation des substances qui ont un effet direct sur le développement des *candidas albicans* (qu'elles soient des médicaments chimiques fongicides ou des remèdes isopathiques). Le régime alimentaire, le maintien d'un bon équilibre acido-basique, une désintoxication par des draineurs appropriés, en sont les piliers principaux.

Thérapie par les haptènes

Le concept d'antigène doit être complété par celui d'haptène – du grec *haptein = se fixer à* – proposé en 1921 par Karl Landsteiner. On qualifie par ce terme toute espèce moléculaire (essentiellement des substances organiques de faible masse moléculaire) qui, au contact du système immunitaire d'un individu, est incapable de susciter une réponse immunitaire, mais qui, associée ou chimiquement couplée à une macromolécule biologique ou synthétique lui servant de porteur (*carrier* en anglais), pourra induire une telle réponse. L'ensemble molécule porteuse haptène constitue un conjugué hapténique qui entre dans la catégorie des antigènes artificiels.

Les Sanukehl® sont des remèdes préparés à partir de polysaccharides de paroi de certaines bactéries. Une fois absorbées, ces substances se lient aux toxines bactériennes de même type, non reconnues et donc non éliminées par l'organisme, et forment alors un complexe antigénique reconnaissable par le corps. L'haptène donne sa spécificité au complexe. Ils provoquent ainsi la mobilisation des antigènes bactériens des endroits où ils se sont déposés, pour les remettre en circulation et permettre leur reconnaissance par le système immunitaire. Ces complexes antigéniques induisent alors une réponse immunitaire en stimulant les lymphocytes T, ce qui aboutit à leur élimination.

Leur action peut provoquer une phase d'aggravation transitoire. L'importance de cette réaction ne dépend pas de l'haptène, mais de la quantité de toxines bactériennes thésaurisée par l'organisme.

L'usage intempestif des antibiotiques et des antifongiques est actuellement la principale cause d'antigènes non éliminés. Ils stoppent l'infection aiguë, mais laissent persister des foyers infectieux chroniques latents.

En ce qui concerne le *candida albicans*, on utilise Sanukehl Cand D6, particulièrement après les traitements antifongiques afin de nettoyer les foyers de candida provoqués par le traitement chimique.

Immuno-homéopathie

La thérapeutique homéopathique offre un grand nombre de remèdes pouvant aider à améliorer les symptômes liés au développement des candidoses. Sans entrer dans le détail de cette technique, signalons qu'il est parfois utile d'employer, en complément du remède isopathique mentionné, une dilution orale de candida, sous la forme de *Candida Albicans 15CH*, en gouttes buvables ou en doses-globules. Chaque prise doit être espacée de 10 à 15 jours.

Cette thérapie n'a pas d'effet direct sur le développement des champignons, mais contribue à baisser l'excès d'anticorps dirigés contre eux. Elle se révèle donc complémentaire de l'isopathie décrite précédemment, surtout lorsqu'il existe des symptômes allergiques en rapport avec la candidose chronique.

Remède de drainage spécifique des candidoses digestives

Mucan de **Pekana** est un complexe phyto-spagyrique permettant un drainage digestif de la candidose. Sa formule contient *Agaricus Muscaris D6 – Allium Sativum D6 – Okoubaka D6 – Hydrastis canadensis D12 – Simarouba Cedron D6 – Vincetoxinum D4 et Aristolochia Clematitis D12.*

Compléments nutritionnels

Déficit en nutriments

On sait que tous les nutriments sont importants pour l'équilibre immunitaire. La carence d'un seul d'entre eux peut donc être responsable du développement d'une candidose. Voici les éléments qui sont le plus particulièrement impliqués lors d'une candidose chronique :

- *la vitamine A*[14],
- *la vitamine C*[15],
- *la vitamine B6*,

le zinc[16],
le magnésium[17],
le sélénium[18]
les acides gras poly-insaturés[19],
l'acide folique[20],
le fer.

Un déficit de ces nutriments a été systématiquement constaté chez les sujets présentant une candidose chronique. Leur carence constitue donc un facteur de risque d'apparition de cette maladie[21].

La correction d'une telle carence est d'une importance capitale lors du traitement de fond d'une candidose chronique, et l'emploi d'une préparation polyvitaminique et minérale très concentrée est souvent indispensable.

La candidose chronique peut également perturber l'absorption digestive de certains minéraux, et en particulier le **magnésium**, dont la carence peut être responsable d'un déséquilibre du système nerveux sympathique et d'un tableau clinique appelé la *spasmophilie* (cf. chapitre 2).

La supplémentation en zinc est souvent utile dans toutes les infections chroniques afin de prévenir leur récidive. Il est possible d'utiliser le sulfate, le gluconate ou l'orotate de zinc, ou encore le zinc chélaté à une protéine.

La supplémentation polyvitaminique doit intervenir dès la fin de l'utilisation des médicaments chimiques antifongiques que nous avons énumérés plus haut, en association avec le régime alimentaire et les remèdes isopathiques, afin de prévenir les récidives.

Acide caprylique

Cet acide gras naturel a été signalé comme étant un antifongique efficace pour le traitement des candidoses chroniques[22]. Il est cependant nécessaire d'employer une forme retard qui ralentit son absorption intestinale normalement trop rapide[23] et permet un délitement plus lent au long du transit intestinal.

Vitamines et compléments alimentaires anti-candida

• Complexes polyvitaminés spécifiques	
Candida forte	Nature's Plus
Candidophilus	Lifeplan
• Magnésium	
Orotate de magnésium 400 mg	Burgerstein
Aspartate de magnésium 150 mg	Burgerstein
Magnésium 33 Orotate	Lamberts
Magnésium (Amino Acid Chelate)	Lamberts
Magnésium 250 Dyno-Mins	Nature's Plus
• Fer	
Iron 24 mg (Amino Acid Chelate)	Lamberts
Ascorbate de fer	Antistress

Dyno-Mins Iron	Nature's Plus
Fer 50 mg (chelate)	Vit'All +

- **Zinc** (ne pas dépasser 50 mg par jour)

Zinkvital	Burgerstein
Zinkgluconat 8,5 mg et 30 mg	Burgerstein
Comprimés de zinc 15 mg	Burgerstein
Biozinc	Arkopharma
Zinc 50 mg Dyno-Mins	Nature's Plus
Zinc 15 mg (Amino Acid Chelate)	Lamberts
Zinc 50 mg (Amino Acid Chelate)	Lamberts
Zinc 30 mg (gluconate)	Lamberts
Zinc 50 mg (gluconate)	Lamberts
Zinc 50 mg (chelate)	Vit'All +

- **Sélénium** (ne pas dépasser 200 µg par jour)

Sélenvital	Burgerstein
Biosélénium	Arkopharma
Sélénium 50 µg	Lamberts
Sélénium 50 µg	Nature's Plus
Sélénium 50 µg	Vit'All +
Sélénium 200 µg	Lamberts

- **Acide caprylique**

Candibase	Biophytarom
Caprylic Acid	Lamberts
Caprystatin	Arteria
Capricin	Prof. Specialities
Caprinol S.R.	Power Herbs

Plantes

Ail

L'ail s'est révélé être un puissant antifongique naturel contre une grande variété de champignons. Il est particulièrement efficace contre le *candida albicans,* bien plus que ne le sont les antifongiques synthétiques chimiques[24].

Extrait de pépins de pamplemousse

Il y a une quinzaine d'années environ, un jardinier occasionnel, le Dr Harich, remarquait que les pépins de pamplemousse qu'il avait jeté dans son compost ne pourrissaient pas. La chance voulut qu'il soit également médecin et physicien (Lauréat du prix Einstein). Aussi fit-il immédiatement des recherches pour comprendre le pourquoi de ce phénomène. Il en résulta une découverte étonnante. L'extrait qu'il obtint en pressant les pépins se révéla être un puissant germicide, capable à lui seul d'inactiver des virus, des levures, des champignons, des parasites, des vers aussi bien que des bactéries.

C'est surtout la très large action thérapeutique de cet extrait qui étonnait. En effet, les antibiotiques conventionnels ne tuent que certaines bactéries. Il apparaît même que l'extrait de pépins de pamplemousse n'affecte aucunement la flore bactérienne saine de l'intestin et respecte en particulier les bifidobactéries et les lactobacilles. De plus, le produit n'a aucun effet secondaire et n'est pas toxique aux doses prescrites.

C'est donc avec le plus grand avantage que cet extrait peut être employé dans le traitement de la candidose digestive. À l'état pur, la posologie sera de 5 à 10 gouttes deux fois par jour, diluées dans de l'eau ou dans un peu de jus de fruit si l'on veut éviter son goût légèrement amer.

Agents pathogènes sur lesquels l'extrait de pépins de pamplemousse s'est avéré efficace

Bactéries gram négatives	**Bactéries gram positives**	**Champignons et levures**	**Autres micro-organismes**
Brucella abortus	Clostridium botulinum	Candida albicans	Campylobacter jejuni
Escherichia (E) coli	Clostridium tetani		
Monilla albicans	Chlamydia trachomatis		
Haemophilus influenzæ	Corynebacterium diphteriæ	Trichophytum-mentagrophytes	Entamoeba histolytica
Klebsiella pneumoniæ	Diplodococcus pneumoniæ		Giardia lamblia
Legionella pneumoniæ	Listeria monocytogenes	Trichophytum rubrum	
Herpes simplex virus t. I			
Neisseria catarrhalis	Mycobacterium tuberculosis		
Helicobacter pylori			
Pasteurella septica	Staphilococcus aureus		
Influenza A2 virus			
Proteus vulgaris	Streptococcus pyogenes		
Pseudomonas aeruginosa	Streptococcus viridans		
Salmonella enteritidis			
Salmonella typhi			
Shigella dysentriæ			
Vibrio cholerae			

Malheureusement, certains produits sur le marché ont contenu, à une certaine époque, des traces non négligeables de pesticides chimiques (Trichlosan, Chlorure de Benzéthonium). Il faut donc bien sûr utiliser des marques qui en sont totalement exemptes, si possible des extraits de fruits provenant de l'agriculture biologique.

L'efficacité de l'extrait de pépins de pamplemousse s'exerce également au niveau immunitaire grâce aux biflavonoïdes – glucosides (narginine), quercétines et hespéridine – qui le composent.

Chlorophylle

Responsable de la coloration verte des végétaux et participant à la photosynthèse, la chlorophylle est indispensable à la croissance des plantes. Sa structure chimique se compare à l'hème de l'hémoglobine, exception faite de l'atome central qui est un atome de magnésium (Mg) au lieu de l'atome de fer (Fe).

Ses propriétés thérapeutiques ont bien été étudiées :

- la chlorophylle bloque les agents carcinogènes alimentaires au niveau intestinal,
- elle combat les germes, les levures et désodorise,
- elle favorise la cicatrisation des plaies,
- elle favorise la régularité intestinale et protège le foie,
- elle a des propriétés anti-oxydantes,
- elle aide à lutter contre l'anémie.

Berberis vulgaris

L'épine-vinette a été utilisée en tant qu'antidiarrhéique efficace et agent anti-infectieux dans les médecines traditionnelles. Son action thérapeutique est due à sa forte concentration en un alcaloïde : la berberine. L'activité antibiotique et antifongique de cet alcaloïde est très documentée[25]. C'est un agent antimicrobien contre une grande quantité de micro-organismes, dont le *candida albicans*. Son action sur ce dernier ressemble à celle qu'il effectue sur les bactéries. Il empêche en particulier le développement du candida qui survient souvent après un traitement par antibiotiques. Il a une puissante action de normalisation du contenu bactérien de l'intestin en agissant à la fois sur les bactéries pathogènes et sur les champignons.

La diarrhée est un symptôme fréquent chez les sujets porteurs d'une candidose chronique. La berberine a une activité antidiarrhéique remarquable, même dans les cas sévères. Elle a montré des résultats incontestables dans les cas de gastro-entérites sévères de diverses origines : choléra, amibiase, giardiase, entérites à colibacilles, à klebsielles ou à shigellae, salmonellose, et également dans les cas de diarrhée à candidose intestinale.

• **Ail**	
Garlic & Parsley	Lamberts
Pure Garlic	Lamberts
Garlic Oil	Lamberts
Kyolic Ail - Ginko biloba	Vit'All +
• **Berberis vulgaris**	
Tisane de 1 à 2 g	1 à 2 fois par jour
Teinture-mère	4 à 6 ml par jour
Extrait fluide	0,5 à 2 ml par jour
Poudre	250 à 500 mg par jour
• **Hydrastis canadensis**	
Tisane de 1 à 2 g	1 à 2 fois par jour
Teinture-mère	4 à 6 ml par jour
Extrait fluide	0,5 à 2 ml par jour
Poudre	250 à 500 mg par jour

Un autre symptôme commun chez les patients porteurs de candidose chronique est un affaiblissement des fonctions immunitaires. La berberine est dans ces cas très utile par son activité immuno-stimulante. La plus caractéristique sur ce plan concerne la rate qu'elle renforce ; elle contribue ainsi à accroître les défenses immunitaires du système réticulo-endothélial[26]. La berberine a également montré une action sur les macrophages[27] qui luttent contre le développement des virus, des cellules tumorales, des champignons et des bactéries.

D'autres plantes contiennent également de la berberine : *Hydrastis canadensis* et *Berberis aquifolium.*

Pau d'Arco (Lapacho)

Cette plante sud-américaine est connue depuis longtemps dans la médecine traditionnelle et utilisée dans le traitement des infections et du cancer. La plupart de ses activités sont dues à la présence d'un alcaloïde particulier : le lapachol. Il est considéré comme l'un des agents naturels antitumoraux les plus puissants. La plante contient un autre composé appelé la xyloidine qui, associée au lapachol, possède une activité antifongique notoire[28].

- **Pau d'Arco / Lapacho**
  15 à 20 g en décoction pour 500 ml

Matricaria Chamomilla

La camomille allemande contient plusieurs composés qui détruisent le candida. Elle est traditionnellement utilisée pour les colites, les diarrhées, les indigestions qui sont des symptômes de candidose chronique[29].

Echinacea Purpurea

Une étude comparative a été réalisée en utilisant un extrait de cette plante comme agent immuno-stimulant afin de tester la fréquence de récidive des mycoses chroniques et récidivantes à *candida albicans*[30]. L'étude a été menée par contrôle de l'immunité à médiation cellulaire grâce à des multitests Mérieux. L'extrait de plante a été administré par voie intramusculaire et en gouttes buvables. Déjà après deux semaines de traitement, on constate dans le groupe traité une augmentation statistiquement significative des lymphocytes T, et après 10 semaines, une réduction notoire du pourcentage des candidoses récidivantes par rapport au groupe témoin.

- **Extraits de Echinacea Purpurea**
  Echinacea Madaus

Épices

Certaines épices telles que le gingembre, le cinnamonum, le thym, la mélisse, le romarin, contiennent des substances à activité fongicide[31].

- **Herbes aromatiques**
  Ail, gingembre, romarin

Correcteurs de la flore intestinale

Lacto-bactéries

L'acidophilus est le type de bactérie que l'on trouve normalement dans les yogourts. Il est capable de ralentir le développement des cultures de *candida albicans*[32]. Mais de nombreux sujets sont allergiques aux produits laitiers, on peut le prescrire sous forme de capsules.

Lactobacillus et lactobifidus sont des bactéries symbiotiques qui se trouvent normalement dans le tube digestif et font partie de la flore intestinale normale. Ils sont tués par les antibiotiques et doivent être ré-ensemensés systématiquement après les traitements chimiques antibactériens. Mais ils peuvent être pris de manière systématique en cures préventives, ou pendant plusieurs jours après chaque irrigation côlonique.

Spécialités à base de lactobacilles

L-Base	Parinat
Lactobact	Omni-Fos
Lactibiane	Pileje
Acidophilus with pectine	Nature's Plus
Ultra-Dophilus	Nature's Plus
Sensidophilus	Nature's Plus
Tridophilus	Nature's Plus
Eugalan	Töpfer
Super Acidophilus	Lamberts
Acidophilus Extra	Lamberts
Acidophilus/Bifidus	Vit'All +

Régulateur du transit et détoxifiant

La constipation chronique est l'un des nombreux facteurs favorisant le développement intestinal des candidas. La lutte contre la stagnation intestinale des matières fécales fait partie du traitement de fond des candidoses chroniques. Un certain nombre de préparations naturelles peuvent être d'une aide appréciable.

Fibres et chélateurs des toxines intestinales

Agar-Agar	
Graines de psyllium	
Nature Cleans	Nature's Plus
Apple Pectin 500 mg	Nature's Plus
Mégabase	Biophytarom
Colon Cleanse	Lamberts
Activated Charcoal	Lamberts
Fiber Plus	Vit'All +

Équilibre acido-basique

On appelle pH l'unité de mesure du degré d'acidité ou d'alcalinité d'une solution. On a coutume de dire qu'un acide est un donneur de protons et qu'une base est un accepteur de protons, ou un donneur d'électrons.

D'une manière plus simple, le pH est le chiffre mesurant le degré d'acidité ou d'alcalinité d'un liquide. Ce chiffre est compris entre 0 et 14 :

- de 0 à 7, on parle d'acidité décroissante,
- le chiffre 7 correspond à la neutralité,
- de 7 à 14, on parle d'alcalinité croissante,

...c'est une question de convention !

Ainsi, les liquides d'un pH inférieur à 7 sont appelés des solutions "acides", et inversement, ceux d'un pH supérieur à 7 sont appelés des solutions "basiques" ou "alcalines".

Les champignons – et en particulier le *candida albicans* – se développent sur un terrain en **alcalose** sanguine et **acidose** tissulaire, avec une **suroxydation** sanguine.

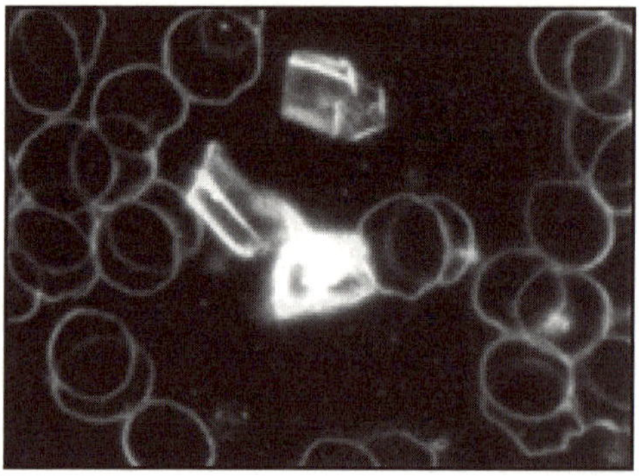

Les cristaux d'acide urique sont transportés par le sang jusqu'aux reins où ils seront éliminés.

Le traitement local des candidoses consiste à utiliser des bains alcalins au bicarbonate de soude pour les affections touchant la bouche, et des préparations qui abaissent le pH vers des valeurs acides pour le traitement des candidoses vaginales[33] (voir tableau ci-contre). Pour les atteintes de la

Produits pour corriger l'équilibre acido-basique

- **Sels alcalinisants**

Alkala	Sanum
Mégabase	Biophytarom
Erbasit	Biosana
Rebasit	Stern Apotheke
Basin	Medinca
Basinette	Dünner SA
Basica	Doetsch Grether AG
Alcavie	Orgon
Équilibre vital	

- **Acides correcteurs**

Sanivus	Sanum
Lactovis	Sanum

peau, on conseille par contre des savons liquides à pH neutre.

La correction acido-basique du terrain nécessite le plus souvent l'utilisation de sels alcalinisants pour compenser l'acidose métabolique dominante, qui est le fait de notre alimentation moderne généralement trop acidifiante. Pour ce point particulier, nous référons le lecteur à notre livre traitant de la régulation acido-basique[34].

Hygiène intestinale – hydrothérapie du côlon

Le développement des candidas commence toujours au niveau du gros intestin, et de manière préférentielle au niveau du cœcum. Afin d'éliminer le plus efficacement et le plus rapidement possible les colonies de champignons, il est donc conseillé de pratiquer des lavements intestinaux. Mais les simples lavements rectaux ne peuvent que difficilement atteindre cette région intestinale profonde. Aussi la technique de choix pour nettoyer correctement le côlon en cas de candidose chronique est-elle certainement l'hydrothérapie du côlon.

Cette technique consiste en un lavement à grande eau du côlon qui permet un nettoyage complet, plus en profondeur qu'un simple lavement. On utilise un appareil sophistiqué[35], branché sur l'eau courante et équipé d'un système de filtres, de détendeurs, de manomètres et de mitigeurs, qui permet d'obtenir une eau douce, pure, ainsi qu'un débit, une pression et une température stables pendant tout le traitement.

L'eau est introduite au moyen d'une canule à double fonction : un petit tuyau permet l'arrivée de l'eau, un plus gros l'évacuation des matières fécales. En actionnant une vanne qui contrôle l'ouverture ou la fermeture de l'arrivée d'eau, on provoque, par vagues successives, l'évacuation de la totalité des matières contenues dans le côlon, sans effort et sans douleur. Le traitement complet consomme environ 100 à 150 litres d'eau et dure environ une heure.

Cette technique assez sophistiquée n'est pourtant pas récente. Ambroise Paré (XVIe siècle) en a parlé le premier. Au XIXe siècle, Brosch, médecin allemand, avait déjà mis au point un instrument que l'on considère aujourd'hui comme l'ancêtre de nos appareils modernes. Depuis lors, la technique a surtout été développée par des médecins américains : James W. Wiltsie, Joseph E.-G. Waddington et V.-E. Irons. Ils ont énormément travaillé à la mise au point et à la diffusion d'appareils performants permettant d'effectuer cette technique dans les meilleures conditions de confort et de sécurité.

Le Dr Irons est surtout connu pour avoir pratiqué plus de 20 000 irrigations sans jamais rencontrer aucun problème. Il insiste sur le fait que cette méthode permet le décollement et la fragmentation des matières vieillies et durcies qui se déposent au fil des années sur le côlon. Notre alimentation moderne encrasse l'intestin non seulement parce qu'elle est raffinée (ce qui ralentit le transit et prolonge le temps où elle séjourne dans l'intestin), mais aussi parce qu'elle induit une production importante de mucus. Celui-ci est sécrété par l'intestin à chaque fois qu'une substance irritante y est présente. Ce mucus constitue certes un moyen de protection, mais avec le temps et les erreurs alimentaires successives, il a tendance à se solidifier et à se transformer en une croûte qui adhère à la muqueuse et rend le passage des matières plus difficile (en diminuant le diamètre de l'intestin). Ceci serait tellement fréquent que le Dr Irons précise : *« Un côlon normal et sain est aujourd'hui une espèce en voie de disparition. Il n'en existe tout simplement plus... le seul endroit où vous puissiez encore voir un côlon normal aujourd'hui est dans votre livre d'anatomie ! En ce qui me concerne, je pense qu'un côlon malade et intoxiqué est une cause méconnue de vieillissement prématuré. La vieillesse commence dans le côlon et plus l'intoxication est avancée, plus l'individu vieillira vite. Un côlon malade abrège la jeunesse, épuise les réserves d'énergie et conduit bientôt à la mort. À mon avis, l'intoxication du côlon est la seule maladie importante aux États-Unis. Elle est responsable du plus grand nombre de problèmes de santé que n'importe quelle autre cause. »*

Déroulement d'une séance d'irrigation côlonique

Le patient dévêtu est installé confortablement sur un lit d'examen, le corps recouvert d'un drap et d'une couverture. Dans un premier temps, il sera couché sur le côté, jambes repliées. Le praticien vérifie au niveau de l'anus l'absence de plaies, de fissures, d'hémorroïdes en poussée qui rendraient difficile, voire impossible, l'examen. Un toucher rectal permet de déterminer l'orientation à donner à la canule. Celle-ci est ensuite introduite lentement et sans forcer. Puis le tuyau d'arrivée d'eau et de départ des matières (c'est le même tube) est mis en place, et raccordé à l'appareil fixé au mur à proximité du lit. La personne est ensuite remise sur le dos ; elle n'aura alors plus à bouger jusqu'à la fin de l'examen.

La technique consiste à remplir et à vider régulièrement l'intestin. L'examen dure environ 45 minutes, pendant lesquelles l'ouverture et la fermeture alternative de la sortie d'eau permettent le lavage de l'intestin et l'évacuation des matières résiduelles, sans désagrément et sans douleurs pour la personne. Au cours du traitement, il est possible de varier la température entre 20 et 40° C, ainsi que la pression de l'eau. Ceci a pour but de stimuler l'intestin. Il est classique de pratiquer conjointement des massages du côlon, ce qui permet de repérer les zones de tension ou de gênes et d'aider le décollement des matières.

La fréquence des traitements dépend de l'état de santé du malade et doit être évaluée par le médecin. Il est conseillé de faire plusieurs séances et de les espacer de plusieurs jours (de 3 jours à une semaine). Un résultat se fait rarement sentir dès la première séance, mais souvent après trois séances.

L'hydrothérapie du côlon permet non seulement un nettoyage complet de la muqueuse intestinale, mais constitue également une méthode diagnostique. Des vers intestinaux insoupçonnés peuvent ainsi être mis en évidence. Selon l'aspect, la couleur et l'état des matières, on peut mieux apprécier le fonctionnement intestinal. Le patient peut vérifier l'état de ses selles et comprend alors très vite les raisons des troubles pour lesquels il consulte. L'hydrothérapie du côlon permet de se sentir “propre”, comme remis “à neuf” et “léger”. Les ballonnements, gaz, gênes diverses disparaissent. Non seulement le patient se sent en meilleur état sur le plan digestif, mais encore les organes de voisinage (vessie, utérus, ovaires, reins) n'en seront que plus à l'aise. Il s'agit d'une véritable cure de décrassage et de purification.

Cette technique peut aussi aider à préparer l'intestin pour des examens de coloscopie, lavement baryté, échographie abdominale, urographie intraveineuse, scanner ou RMN de l'abdomen.

Les contre-indications à l'irrigation côlonique

Il existe certaines limites à cette technique :

- les suites d'hémorragies importantes,
- les nécroses par irradiation abdominale,
- les pathologies inflammatoires aiguës de l'intestin,
- les états hémorroïdaires importants,
- les adhérences pelviennes,
- les ulcères et la suspicion de perforation digestive,
- les troubles cardiaques sévères,
- les interventions chirurgicales récentes sur l'abdomen,
- l'hypertension artérielle sévère,
- les cancers du côlon,
- les antécédents de syncopes cardiaques,
- la grossesse après le 3e mois,
- les hernies abdominales,
- les fissures et fistules anales.

Ozonothérapie

Parmi les nombreux effets thérapeutiques de l'ozone, il faut citer son action fongicide exceptionnelle. Certains thérapeutes l'utilisent par voie intestinale, en insufflation après chaque séance d'irrigation côlonique.

Les produits naturels d'action locale

Marque	Préparation
Pekana	Demyc lotion - 20 ml, avec pinceau applicateur Demyc pommade - tube de 30 g
Sanum	Albicansan pommade - tube de 30 g
Weleda	Wecesin (talc - onguent - gel) Cuprum Met. 0,4 % Tabacum 1 % onguent

Stratégies de traitement des candidoses chroniques

Il y a sept points principaux à respecter pour mener à bien le traitement de fond des candidoses chroniques :

1. Arrêter l'utilisation des antibiotiques, des corticoïdes, des médicaments chimiques immuno-dépresseurs et de la pilule contraceptive (à moins qu'il y ait une indication médicale absolue à les continuer !).
2. Suivre scrupuleusement le régime alimentaire dont il a été question plus haut.
3. Traiter les problèmes digestifs chroniques afin d'améliorer la digestion.
4. Améliorer la fonction immunitaire.
5. Soutenir les fonctions hépatiques.
6. Utiliser des compléments alimentaires naturels pour freiner le développement des candidas et rééquilibrer la flore intestinale pathologique.
7. Empêcher que les toxines du candida soient absorbées par le sang au niveau intestinal en utilisant des fixateurs de toxines, tels que l'agar-agar, les graines de psyllium ou la pectine, qui permettent leur élimination par les selles.

CHAPITRE 6

Étude de cas particuliers

D'UNE MANIÈRE GÉNÉRALE, on peut dire que pour qu'une affection de nature mycosique se développe, deux facteurs doivent se conjuguer :

- tout d'abord, un terrain prédisposé par les différents facteurs exposés (voir chapitre 5),
- puis il faut que les circonstances locales soient favorables au développement des candidas.

Les régions du corps où règnent chaleur et humidité, ainsi que les zones de frottement, représentent les endroits les plus propices au développement du champignon. À cause d'une macération chronique qui y a lieu, on rencontre les atteintes de la peau ou des muqueuses liées au candida dans certains sites qui sont classiquement la bouche, l'estomac, l'intestin, le vagin, le gland, les zones de sudation (aisselles, aines, pieds) et les plis de flexion de la peau des obèses.

Le comportement du champignon est typique d'un germe opportuniste : il profite rapidement des faiblesses générales des défenses immunitaires de son hôte et des circonstances locales qui favorisent son développement, pour se multiplier et migrer.

Candidoses cutanées

Le développement des candidas au niveau de la peau prend l'allure d'un eczéma, c'est-à-dire d'une lésion cutanée qui provoque des démangeaisons (encore appelé une *dermatose prurigineuse*). L'affection se développe plus fréquemment au niveau des plis cutanés de flexion (sillons sous-mammaires, aisselles, plis inguinaux), ou aux espaces interdigitaux des pieds, réalisant ce que l'on a coutume d'appeler le *pied d'athlète*. L'emploi abusif de détergents énergiques a considérablement favorisé l'apparition des candidoses des mains, souvent compliquées de candidoses des ongles (périonyxis et onyxis), particulièrement difficiles à soigner.

Eczémas mycosiques

L'intertrigo (ou dermite des plis) se localise préférentiellement au niveau des plis de flexion de la peau et se caractérise par des lésions souvent symétriques, de couleur rouge vineuse sombre, bordées d'une collerette blanchâtre très riche en levures. Il se rencontre au niveau des aines, les aisselles, de l'ombilic, des plis sous-mammaires, des sillons interdigitaux. Favorisées par la transpiration et la macération, ces lésions sont surtout fréquentes chez les obèses. Les sujets atteints accusent de manière constante des démangeaisons, des sensations de picotements ou de brûlures.

L'intertrigo mycosique se rencontre à tout âge, et plus souvent chez la femme. La maladie est peu contagieuse ; il s'agit le plus souvent d'une auto-contamination à partir de l'intestin ou du vagin.

La perlèche est la forme que prend la mycose à *candida albicans* (responsable dans 96 % des cas) lorsqu'elle se localise au niveau des commissures labiales. Les facteurs favorisants sont nombreux, outre les troubles généraux mentionnés précédemment. Il faut surtout citer des facteurs locaux, en particulier les irritations dues aux régurgitations des enfants, aux pâtes dentifrices mal supportées, aux prothèses dentaires, aux appareils orthodontiques, au port de la pipe à la commissure. La formation d'un petit pli cutané descendant obliquement, fréquent chez les édentés, et l'hypersalivation favorisent le développement d'une candidose commissurale. Elle est donc plus fréquente chez les enfants de 3 à 10 ans et chez les adultes de plus de 60 ans.

L'eczéma mycosique du thorax survient préférentiellement chez l'homme, au niveau de la région pileuse intermammaire. Il est favorisé par la transpiration.

Candidose unguéale

L'onyxis et le périonyxis sont les noms donnés à l'atteinte des ongles par le *candida albicans*. Cette atteinte peut prendre deux formes : la forme humide prend l'aspect d'une pseudo-suppuration inflammatoire et rouge. Le sillon autour de l'ongle disparaît et la peau devient rouge, vernissée et sensible. La forme sèche touche surtout les bords latéraux des ongles qui deviennent épais, décollés, friables et jaune verdâtre. La localisation la plus fréquente est l'ongle du gros orteil qui se décolle peu à peu.

Le traitement est local et comprend une désinfection, avec des bains alcalins au bicarbonate de soude ou au borate de soude, des pommades associant acide salicylique/acide benzoïque, et des brossages par des savons liquides antifongiques. La solution de Milian ou les antifongiques liquides sont à appliquer le soir. L'application de la pommade *Cuprum Met.* 0,4 % – *Tabacum* 1 % (Weleda) et de la lotion *Demyc* (Pekana), donne souvent de très bons résultats.

Dans les formes importantes, il est parfois nécessaire de retirer l'ongle pour pouvoir traiter la mycose sous-unguéale.

Pied d'athlète

C'est une lésion particulièrement fréquente qui correspond à un intertrigo des orteils. Le début se fait classiquement dans le fond du pli du 4e espace interdigito-plantaire, qui devient fissuré et macéré. L'extension se fait le long des bords latéraux des orteils, puis atteint les ongles avec périonyxis, et la région plantaire où l'extension peut être importante. Le *candida albicans* s'associe ici fréquemment à d'autres champignons (Tr. rubrum, Tr. interdigitalis, E. floccosum).

Les lésions sont favorisées par la sudation plantaire, le port de chaussures ou de bottes, et la fréquentation des terrains de sports, des plages et des piscines.

Le traitement local du pied d'athlète comprend des bains de pieds séchants[1], l'application d'antifongiques locaux[2], ou de la lotion *Demyc* (Pekana), et l'hygiène soigneuse des pieds (bains de pieds fréquents très chauds additionnés de *Calendula T.M.* – changement quotidien de chaussettes). Le *jus de citron total* (avec l'écorce) donne de bons résultats. Le remède homéopathique *Petroleum* en basse dilution fait parfois des miracles pour cette localisation.

Les solutions alcooliques (alcool iodé salycylé) ne sont appliquées que lorsque les lésions sont sèches. L'emploi du talc au *Calendula*, de la poudre *Wecesin* et de la pommade *Sanipied* (Weleda) aide à éviter les rechutes une fois la guérison acquise.

Après la disparition apparente des lésions, le traitement doit être poursuivi assez longtemps, 20 jours au moins.

Candidoses des muqueuses

Candidoses buccales

On considère le candida comme faisant partie de la flore indigène normale de la bouche. En effet, on peut l'isoler de la cavité buccale saine chez plus de 50 % des humains. Toutefois, dans certaines conditions, il peut proliférer dans la bouche et y provoquer une infection buccale et péribuccale envahissante.

Le muguet est la forme de candidose la plus anciennement connue. Il se manifeste par un enduit blanc-crémeux épais, s'arrachant difficilement par grattage. La lésion se développe de façon bilatérale sur un fond de muqueuse inflammatoire lie-de-vin ou rouge sombre. Elle se localise sur la face interne des joues, le palais, la langue, et peut entraîner des brûlures intenses (langue dépapillée). Le muguet se voit surtout chez le nourrisson et le vieillard.

La langue noire à levures constitue une lésion complexe, associant une hypertrophie des papilles linguales situées sur l'avant de la langue à une pigmentation de celle-ci, allant de la couleur chamois au noir verdâtre. Cette lésion est classiquement secondaire à la prise d'antibiotiques du type des tétracyclines.

Le traitement consiste en une alcalinisation à l'aide de bains de bouche au bicarbonate de soude ou au borate de soude, en appliquant des antifongiques spécifiques (suspension de nystatine, solution topique de *violet de gentiane* à 1 %) par badigeonnage au contact même des lésions. Changement de la brosse à dents chaque mois. Comme toujours, le traitement ne doit pas se limiter aux simples applications locales, mais doit tenir compte du déséquilibre du terrain.

Candidoses génitales

❐ *La vulvo-vaginite mycosique*[3]
La vaginite à candida est une affection fréquente et désagréable qui touche principalement les femmes en âge de procréer. On estime que les trois quarts environ de toutes les femmes avaient au moins une fois au cours de leur vie une vaginite à candida. 85 à 90 % de ces dernières sont dues au *candida albicans* ; les autres sont causées par d'autres espèces.

L'histoire suivante résume bien la plupart des cas :

« Une femme de 53 ans souffrait depuis 15 ans d'une infection vaginale chronique et récidivante à candida albicans. *Chaque rechute était traitée par son gynécologue à l'aide d'ovules de nystatine. Ce traitement faisait disparaître rapidement les symptômes de démangeaisons, de pertes abondantes et de gêne douloureuse, mais l'infection revenait régulièrement.*

Un traitement quotidien d'hygiène locale grâce à un savon acide, suivi d'instillations de lactobacilles acidophiles, fut alors prescrit. On l'accompagna d'un régime alimentaire, de compléments nutritionnels[4] *et d'un traitement isopathique*[5]*. Plus aucune infection vaginale ne se* *produisit. L'adjonction du régime, des compléments nutritionnels et de l'isopathie, augmenta la résistance locale de cette patiente aux candidas et évita définitivement les rechutes. »*[6]

On estime que 30 % des femmes enceintes[7] et 15 % à 30 % des femmes non gravides[8] sont porteuses de *candida albicans* au niveau du vagin[9]. Le candida a été considéré comme un hôte commun et normal du vagin, dont la présence n'est pas obligatoirement responsable de symptômes. La moitié seulement de ces femmes souffre tôt ou tard d'une vulvo-vaginite, qui se manifeste par des brûlures, des démangeaisons, de gênes, voire de douleurs et de pertes plus ou moins nauséabondes. Un grand nombre de femmes atteintes de vaginites à candidas souffrent constamment de récidives, ce qui rend leur vulvo-vaginite insupportable (mais il est en fait difficile de dire s'il s'agit de réinfections ou de rechutes). Les rechutes se manifestent principalement chez les femmes qui présentent des facteurs prédisposants.

Un grand nombre de facteurs peuvent être responsables dans la genèse d'une infection vaginale à *candida albicans*. La chaleur et l'humidité sont les deux éléments les plus propices au développement du champignon. Une mauvaise hygiène, une nutrition erronée, une faiblesse locale du système immunitaire, la prise de la pilule anticonceptionnelle, d'antibiotiques locaux ou de cortisone contribuent à l'apparition de cette maladie infectieuse. Il est possible que les femmes vivant dans les climats du sud (zones tropicales et subtropicales) sont plus sujettes à ce type d'infection que celles vivant au nord. Ceci est lié aux facteurs climatiques facilitant la transpiration.

La candidose vaginale doit être considérée comme une maladie sexuellement transmissible qui se communique entre partenaires sexuels. C'est la raison pour laquelle il faut penser à traiter systématiquement le partenaire de toute femme porteuse d'une vaginite de ce type, sous peine de ré-infestation systématique après chaque rapport. On sait actuellement que le candida se trouve chez environ 20 % des partenaires masculins des femmes souffrant de vaginite récidivante due à une levure (chez les hommes circoncis, les atteintes fongiques sont plus rares). Il se retrouve quatre fois plus souvent chez les hommes dont la partenaire est atteinte de candidose que chez ceux dont la partenaire ne présente aucune affection de ce genre.

Tout facteur irritant local (parfum, déodorant, papiers humides et parfumés d'hygiène locale...) peut fragiliser la région et être l'agent promoteur d'une infection secondaire à *candida albicans*.

Comme il a déjà été maintes fois mentionné, l'utilisation des antibiotiques est l'une des principales causes de l'apparition des candidoses. Tous les antibiotiques éliminent les lactobacilles de l'organisme, et en particulier au niveau du tractus gastro-intestinal et du vagin. Or, ce dernier ne peut maintenir un équilibre bactériologique physiologique sans la présence des lacto-bactéries acidophiles (bacilles de Doderlein). Pendant la naissance de l'enfant, le vagin maternel, qui contient normalement des lactobacilles, introduit ces bactéries amicales dans les intestins du bébé afin de le protéger d'autres bactéries plus agressives. Une flore vaginale ou intestinale altérée par antibiotiques doit donc être considérée comme une des principales sources de promotion d'une candidose.

Chez la femme, une mauvaise technique d'essuyage de l'anus après les selles est également une cause de propagation de champignons du tractus gastro-intestinal au vagin. De nombreuses femmes s'essuient de l'arrière vers l'avant, c'est-à-dire de l'anus vers le vagin, ce qui provoque l'ensemencement de possibles candidas intestinaux dans le vagin. Il est bien sûr souhaitable de changer cette habitude si elle est incorrecte.

L'infection par le candida survient classiquement entre le 10e et le 14e jour après l'ovulation et se développe dans les jours qui suivent immédiatement la menstruation. L'hormone féminine progestérone (qui est l'un des composants des pilules contraceptives) favorise le développement des champignons. Sa sécrétion est particulièrement abondante pendant les jours qui suivent l'ovulation. Le flux menstruel, qui est un excellent milieu de culture, facilite aussi le développement des champignons, ainsi que l'utilisation de tampons périodiques.

Les contraceptifs oraux modernes (préparations séquentielles) n'ont pas une grande influence sur la composition de la flore vaginale. Par contre, les anciens contraceptifs oraux risquent de provoquer une vaginite à candida. De telles vaginites se manifestent aussi plus fréquemment chez des femmes enceintes[10]. D'après une étude publiée récemment, la présence de *candida albicans* dans le vagin est plus fréquente chez les femmes qui portent un "dispositif intra-utérin" (stérilet) que chez celles qui n'en portent pas[11].

Conseils pour éviter les mycoses vaginales

❶ La femme doit s'assurer que son organisme contient des lactobacilles et éviter de les détruire avec des antibiotiques. Les lactobacilles acidophilus peuvent être pris oralement comme compléments alimentaires, pour ensemencer l'intestin. Ils peuvent également être utilisés en ovules vaginaux.

2. Il est préférable qu'elle porte des jupes plutôt que des pantalons afin de permettre une meilleure aération, ainsi que des sous-vêtements en coton plutôt que synthétiques. Les sous-vêtements en tissus naturels sont frais et absorbants. On rappelle le risque présenté par le port de pantalons étroits qui empêchent une bonne ventilation et favorisent le développement de l'humidité et de la chaleur.

3. Il est important qu'elle ait une hygiène intime méticuleuse, en s'essuyant systématiquement de l'avant vers l'arrière après les selles, en changeant fréquemment de tampons périodiques ou de serviettes hygiéniques et en prenant des douches vaginales fréquentes.
Pour ces dernières, on conseille des savons acides ou de l'eau vinaigrée[12]. On les pratique deux fois par jour, ce qui empêche le développement des champignons.

4. Il lui est conseillé d'aller uriner afin de vider sa vessie avant d'avoir un rapport sexuel, et d'éviter les rapports oraux-génitaux. Une toilette intime sera faite immédiatement après le rapport afin d'éviter le développement des candidas qui auraient été transmis par l'acte. Enfin, le développement des candidas est fonction du pH vaginal. Celui-ci est normalement acide (entre 4 et 5), mais il devient alcalin pendant la période des règles (le pH sanguin est alors de 7,4). Le pH vaginal est également alcalin au cours d'une vaginite mycosique. L'infection peut ainsi être méconnue et seulement révélée par un pH vaginal alcalin en dehors des règles.

Ainsi, le contrôle régulier du pH vaginal est un bon élément pour dépister une mycose vaginale latente.

Le diagnostic se fait sur un certain nombre de critères de détermination :

- pertes vaginales excessives, grisâtres et granuleuses,
- sécrétions malodorantes,
- présence de cellules fongiques à l'examen microscopique direct du frottis vaginal, en présence de KOH (hydrate de potassium) à 10 %,
- augmentation massive du nombre des leucocytes,
- pH vaginal supérieur à 4,7 (donc plus alcalin que la normale),
- absence de *clue cells*.

Pour établir aussi sûrement que possible le diagnostic d'une infection vaginale à candida, il est recommandé de prendre en considération autant les aspects cliniques que micro-biologiques.

Le traitement local

❍ Ovules à base d'antifongiques, en traitement d'attaque pendant quelques jours (cf. chapitre 5), rapidement relayés par des ovules à base de plantes, associés ou non à des huiles essentielles (voir le tableau ci-après). Ces ovules sont à mettre en place le soir pour la nuit, en prenant soin de se garnir.

❍ Douches vaginales acides biquotidiennes, avec une solution d'acide borique à 3 %, ou de l'eau vinaigrée ou citronnée, pendant 2 à 3 jours au plus (déconseillées aux femmes enceintes).

❍ Suppositoires de *Albicansan*® alternés avec des ovules de Lactobacilles.

❍ Gel ou pommade externe sur la vulve pour éviter les démangeaisons.

Marque	Produit	
Weleda	Ovules Argentum/Quercus comp.	
Sanum	Suppositoires gynécologiques Albicansan	
	Pommade Albicansan 30 g	
Pekana	Pommade Demyc 35 g	
Wala	Pommade Rosmarinus/Prunus comp.	
	Gel Silicea Coll. Comp.	
	Huile de Thym	5 %
	Huile de Lavande	10 %
	Huile de Romarin	10 %

Préparations magistrales (toutes pharmacies)

- **Ovules à base d'huiles essentielles**

H.E. Sauge sclarée	0,15 g
H.E. Lavandin var. Reydovan	0,10 g
H.E. Cannelier Rameaux	0,05 g
Whitepsol qsp 1 ovule gynécologique	

- **Ovules à base d'huiles essentielles**

H.E. Bois de Rose	0,10 g
H.E. Palmarosa	0,10 g
H.E. Sauge sclarée	0,10 g
Whitepsol qsp 1 ovule gynécologique	

- **Ovules à base d'huiles essentielles**

Melaleuca alternifolia s.b. 4-terpinéol	30 %
Salvia off.	15 %
Lavandula hybrida clone abrialis	20 %
Ravensara aromatica s.b. eugénol 1.8 cinéole	20 %
Ormenis mixta	15 %
Whitepsol qsp 3 g pour un ovule	150 mg

- **Ovules Hydrastis/Calendula** àà
- **Ovules au violet de gentiane** à 1/1000
- **Préparations à base de lactobacilles**
  Comprimés de lactoferments
  Stylets Spuman

La candidose vaginale soulève une question importante : dans quelle mesure peut-elle augmenter le danger de contagion d'une infection à HIV ? En effet, il semble que ce soit le cas pour les infections sexuellement transmissibles qui pénètrent par les lésions et les infections génitales causées par d'autres microbes...

La balanite est la forme que prend la candidose génitale chez l'homme. Elle touche le gland et se manifeste sous la forme de multiples petites taches blanches entourées d'un fin liseré épidermique plus rouge. Si le développement des champignons est important, le gland devient rouge luisant dans sa totalité et les sensations de démangeaisons, puis de brûlures, peuvent être intenses. Les lésions peuvent secondairement s'étendre au prépuce, qui devient rouge et douloureux, parsemé de dépôts blanchâtres.

Cette affection se rencontre surtout chez le diabétique, mais peut se développer de manière sporadique chez tout individu sain, à la suite de contacts sexuels qui donnent alors une atteinte passagère. Cette lésion mycosique se développe plus facilement chez les hommes non circoncis.

Le traitement est local, à l'aide de pommades antifongiques, de bains alcalinisants et d'une hygiène attentive. Le traitement de la partenaire est indispensable.

Formule pour le traitement naturel local de la balanite

Toutes pharmacies *(préparation à base d'huiles essentielles)*	H.E. Bois de Rose H.E. Palmarosa H.E. Melaleuca Alternifolia àà qsp 8 ml, à diluer dans 100 ml d'huile grasse
Sanum	Pommade Albicansan 30 g

Candidose et Sida

Comme bien d'autres infections, la candidose chronique fait partie des multiples complications infectieuses pouvant atteindre les êtres "destinés" à contracter le virus de l'immuno-déficience acquise. Dans une enquête publiée par l'Office fédéral de la santé publique[13], la candidose buccale et œsophagienne est l'affection la plus courante dans le tableau de la maladie, puisque sur les 2818 malades investigués présentant une infection HIV symptomatique (stade IV selon CDC), 1680 sont porteurs de lésions bucco-œsophagiennes liées au *candida albicans.* Selon le même rapport, le traitement standard conseillé est un soin d'attaque par amphotéricine B (fungizone), 3 à 6 tablettes à sucer par jour, jusqu'à disparition des lésions, suivi d'un traitement de prévention des récidives par fluconazole (diflucan), à la dose de 150-200 mg, en une seule prise par semaine.

C'est donc l'une des complications les plus fréquentes, et même celle qui se manifeste le plus souvent chez les malades atteints du Sida. Elle se rencontre également chez les sujets séropositifs qui ne présentent aucun symptôme de la maladie (ce qu'il est conventionnellement convenu d'appeler le stade II ou III) [14].

La forme clinique que prend le développement des candidas est plus discrète dans ces stades que dans le stade IV. Il faut y penser lorsque le patient se plaint de troubles digestifs chroniques, tels qu'ils ont été décrits au chapitre 2, ou encore lors de démangeaisons diffuses, sans cause évidente et sans réelles lésions cutanées.

Nous avons vu au chapitre 4 les liens de cause à effet qui existent entre l'immunité et le *candida albicans*. Averti de ce fait et conscient de la nécessité d'une protection précoce des patients, le thérapeute dispose dans la panoplie des thérapeutiques douces (voir chapitre 5) des moyens efficaces pour répondre à ces plaintes et les améliorer.

Pourquoi préférer les thérapeutiques douces pour traiter les symptômes d'une maladie si grave ? Tout simplement parce qu'à ce stade de l'évolution, les troubles provoqués par le développement des champignons sont généralement bénins et ne nécessitent pas encore l'utilisation de produits plus forts, tels que les antifongiques chimiques proposés plus haut. D'autre part, des substances très actives utilisées à court terme sont susceptibles de déclencher une forte réaction d'Herxheimer et de provoquer une aggravation des symptômes. Bien que passagère, cette réaction est indésirable dans le contexte physique et surtout psychologique d'une telle maladie.

Lorsqu'on prend soin de traiter ces plaintes sans les mettre systématiquement sur le compte de l'infection par le virus, l'amélioration des symptômes est rapide et l'état général des patients s'améliore. N'oublions pas que les *candidas albicans* sécrètent de nombreuses toxines qui peuvent provoquer une quantité de troubles à distance, et que le fait de traiter la candidose chronique de manière globale[15] permet souvent de constater avec surprise la disparition ou l'amélioration de certains symptômes que l'on attribuait à tort à d'autres causes. Le cas clinique suivant est exemplaire à ce sujet :

« Catherine est une ravissante jeune femme qui a été contaminée par son ami, toxicomane, décédé de l'évolution de sa maladie il y a environ deux ans. Elle l'a courageusement accompagné pendant la phase terminale de sa maladie et s'est retrouvée seule, avec cet héritage bien

difficile à porter ! Après quelque temps de solitude, elle a rencontré un partenaire indemne qui l'aime et leur sexualité s'est adaptée aux exigences de la situation. Bien qu'ayant été contaminée il y a plus de 6 ans, son équilibre immunitaire se maintient de manière parfaitement satisfaisante et le taux de ses lymphocytes T4 se tient dans des limites normales. Un bon équilibre psycho-affectif, une alimentation convenablement corrigée depuis plusieurs années, la prise régulière de compléments alimentaires appropriés, une protection vitaminique hivernale systématique ont probablement contribué à entretenir son bon équilibre immunitaire, et à la garder indemne de symptômes malgré la présence du HIV. Cependant, la nécessaire utilisation de préservatifs à chaque rapport sexuel provoque à la longue une irritation locale gênante et une mycose vaginale récidivante. Puis, une démangeaison tenace est apparue au niveau de la face antérieure de ses deux avant-bras, sans marques cutanées.

Catherine en parle sans conviction à l'une des consultations, n'ayant bien sûr pas associé ces deux troubles à une cause commune. Je lui propose alors une intradermo-réaction de contrôle afin de nous éclairer sur l'origine exacte de ce prurit que je suspecte d'être en relation, comme la mycose vaginale, avec une candidose chronique. Trois jours plus tard, la réaction provoquée par l'injection se révèle fortement positive, et nous mettons en place un régime plus strict concernant les sucreries, quelques lavements rectaux, des ovules gynécologiques à base d'huiles essentielles antifongiques à mettre en place chaque soir, 10 jours par mois, et un traitement isopathique spécifique des candidoses. Ces prescriptions sont à suivre pendant 3 mois. Rapidement survient une amélioration nette des symptômes cutanés, qui disparaissent progressivement au cours du traitement. Catherine est agréablement surprise de ce résultat. Elle n'a pas eu de nouvelles alertes au niveau vaginal, et les démangeaisons au bras ont complètement disparu. D'un commun accord, nous décidons de continuer le même traitement 10 jours par mois seulement pendant encore 9 à 12 mois afin d'éviter les rechutes. Mais fort probablement, il sera à renouveler indéfiniment. »

Candidose et chimiothérapie

La candidose buccale et œsophago-gastrique est également l'une des complications les plus fréquentes survenant chez les malades soumis à une chimiothérapie anticancéreuse.

Les effets secondaires de la chimiothérapie peuvent être extrêmement pénibles, et le traitement peut devenir une seconde maladie que le patient, déjà fatigué par son cancer, doit supporter avec courage. Cette thérapeutique agressive pour le foie et les tissus à haut potentiel de régénération est extrêmement bouleversante pour le sang et la moelle osseuse. Il est classique de voir les bilans sanguins des malades cancéreux traités par chimiothérapie perturbés pendant très longtemps, dans le sens d'une immunosuppression secondaire au traitement. Les nouvelles générations d'antimitotiques provoquent des effets secondaires durables liés à leur haute toxicité sur le sang, les poumons, le cœur et le système immunitaire. Ils sont de ce fait d'une utilisation difficile et nécessitent une surveillance constante de leurs effets secondaires.

La chimiothérapie anticancéreuse fait souvent apparaître une candidose grave et rebelle, qui peut parfois contraindre à interrompre le traitement.

CHAPITRE 7

Vivre avec le candida albicans

LA DÉMARCHE LA PLUS IMPORTANTE pour se débarrasser des *candidas albicans,* et éviter la récidive des symptômes qui leur sont liés, est de maintenir définitivement une alimentation saine. Ce conseil – qui est bien sûr valable pour toute maladie chronique – est malheureusement peu suivi en pratique.

De nombreux problèmes de santé qui caractérisent notre civilisation moderne sont le fait d'une modification profonde de nos mœurs alimentaires. Il est classique de dire que l'homme moderne civilisé mange trop et mal. Il souffre donc de surnutrition et de malnutrition. La grande majorité des aliments qui arrivent sur notre table ont été transformés par des manipulations chimiques ou physiques (raffinage, irradiation, traitement par la chaleur, le froid ou des conservateurs, pasteurisation, etc.). Cette nécessité de l'économie moderne a pour inconvénient majeur d'altérer irrémédiablement les composants essentiels que sont les vitamines et les oligo-éléments contenus dans les aliments ainsi traités. De plus, le rythme de vie stressé imposé par les innombrables impératifs socio-professionnels, ainsi que la pression résultant d'un avenir professionnel de plus en plus incertain, poussent beaucoup d'entre nous à faire usage d'une drogue quelconque : médicament sédatif ou anxiolytique, somnifère, café, sucre, tabac, alcool ou autre... Ce stress constant et ces drogues aggravent les manques déjà provoqués par une alimentation carencée. L'ensemble est fortement préjudiciable à notre équilibre physiologique et à notre santé.

L'infection chronique par le *candida albicans* répond à ce principe. Le champignon, qui est normalement bien maîtrisé par notre système immunitaire lorsque celui-ci est sain, se développe rapidement au moment où notre organisme est carencé et affaibli. Cette infection est donc de plus en plus fréquente et apparaît comme un véritable fléau en ce début de siècle.

Modifier correctement son alimentation pour lutter contre le *candida albicans* ne signifie pas seulement supprimer les sucres pendant un certain temps, afin de réduire l'adhésivité du champignon à nos muqueuses. Cela signifie corriger l'ensemble de ses erreurs alimentaires – dont l'excès de sucre fait partie – de manière consciente et définitive. Cette alimentation se doit d'apporter constamment une quantité importante de légumes et une faible proportion de protéines. Les composants ainsi choisis devront être frais et complets. Au début du traitement, il faut bien sûr éviter les fruits, certaines céréales (riches en gluten) et les aliments fermentés ou contenant des levures ou du levain. Mais une fois les résultats obtenus, votre thérapeute vous autorisera progressivement à les réintroduire dans votre alimentation[1].

Le sucre sous toutes ses formes doit être définitivement éliminé d'une alimentation normale. Il en va de même pour ses dérivés : miel, mélasse, sirop de sucre de canne, boissons alcooliques. Les dérivés du lait contiennent du lactose et doivent également être évités, excepté le beurre.

Au début du traitement, les aliments contenant des levures doivent être évités : vinaigre, champignons, pain au levain, bière, vin et levure de boulanger. Leur réintroduction dépendra des susceptibilités personnelles.

On peut donc considérer que l'alimentation du porteur de *candida albicans* passe par deux stades successifs :

- *le régime d'attaque,* qui exclut totalement les aliments interdits, pendant une période plus ou moins longue qui dépendra des symptômes,
- *le régime d'entretien,* qui correspond à l'élargissement du précédent, en fonction de l'évolution des mêmes symptômes, par la réintroduction prudente des fruits, des céréales complètes et des aliments contenant des levures.

Faire ses achats devient alors facile car 80 % des produits proposés dans un supermarché ne vous concernent plus ! Seuls quelques postes vous intéresseront alors :

❍ **Viandes :** choisissez des viandes rouges fraîches, du poulet, de la dinde ou du poisson. Éviter les abats, la viande de porc, les viandes en conserve (pâtés, terrines...) et sous cellophane. Il est possible de congeler les protéines animales pour leur conservation à la maison.

- **Produits laitiers :** choisissez des œufs frais, du beurre sans sel. Ignorer le reste du rayon, en particulier fermez les yeux en passant devant les fromages !
- **Céréales et graines oléagineuses :** au début du régime, contentez-vous d'acheter du riz complet uniquement.
- **Légumes :** choisissez des légumes frais en vous basant sur leurs couleurs : légumes vert sombre, légumes jaunes ou orangés, légumes-racines, légumes-feuilles vert clair. Essayez d'avoir un assortiment de chaque, sans cependant acheter trop.
- **Fruits :** ignorez-les au début du traitement !
- **Condiments :** choisissez toujours des huiles de première pression à froid : olive, noix, carthame, tournesol. Les épices sont les bienvenus, ils facilitent la digestion et égayent les plats par leurs arômes. Le sel de mer et les herbes diverses, ail, oignon, échalote, sont également conseillés s'ils sont bien supportés.
- **Conserves et surgelés :** il est possible de choisir quelques aliments en conserve sans additifs tels que la sauce tomate, les olives, les sardines, le thon, les anchois. La conservation par le froid est très convenable pour certains légumes : petits pois, brocolis, épinards...

Un certain nombre d'aliments peuvent être trouvés dans les magasins diététiques : biscuits sans sucre, aliments sans levure, huiles vierges, céréales sans gluten.

La planification de l'alimentation est un point important à considérer. Il faut autant que possible prévoir les menus à l'avance afin d'éviter de se retrouver sans ressources. Le plus gros problème concerne bien sûr les repas pris au restaurant ou à la cantine. L'idéal serait d'éviter de confier son alimentation à autrui pendant la période où celle-ci doit impérativement être thérapeutique. Mais ce n'est malheureusement pas toujours possible. Il faut alors accepter les compromis et être particulièrement vigilant, voire exigeant. L'autre solution consiste à emporter son repas avec soi.

Le menu Arc-en-ciel
(ou régime de Price-Page-Pacetti) [2]

Weston A. Price[3] est un dentiste-nutritionniste américain qui, dans les années 1920, passa de longues périodes à étudier l'alimentation des peuples peu touchés par les maladies de civilisation, à plusieurs endroits du globe. Il attribua leur excellente santé à un régime riche en aliments complets, apportant en abondance des minéraux, des vitamines, des acides gras insaturés et des fibres végétales. Il suspecta également la participation d'un mystérieux facteur "X" à cette alimentation saine. Ce facteur sera identifié plus tard comme étant un catalyseur enzymatique qui favorise l'assimilation des minéraux.

Le Dr Melvin Page est également un médecin-dentiste, collègue et ami du Dr Price. Ayant particulièrement étudié les découvertes de Price, il en appliqua les principes à ses patients. Il leur conseilla d'éviter systématiquement les aliments raffinés et les sucres. Il constata que la consommation de ces derniers modifiait considérablement les données biologiques sanguines, la pression artérielle et la température du corps, alors qu'une alimentation à base de légumes frais et de céréales complètes les normalisait[4].

Un autre dentiste-nutritionniste, le Dr Bruce Pacetti, a encore élargi le concept nutritionnel de ses deux confrères. Il observa que de nombreux patients ayant de sérieux problèmes de santé, en association avec une candidose chronique, avaient développé des allergies alimentaires. Leur système digestif ne fonctionnait pas correctement, et tous souffraient d'auto-intoxication chronique à partir des toxines intestinales qui étaient réabsorbées dans le sang. La candidose intestinale chronique facilite en effet l'auto-intoxication en perméabilisant la muqueuse intestinale. C'est au Dr Pacetti que l'on doit l'idée du menu Arc-en-ciel, qui évite le développement des allergies alimentaires, facilite la digestion et apporte un éventail varié de légumes frais, de céréales et de fibres alimentaires. L'efficacité de ce régime sur les patients porteurs d'une candidose chronique a été testée par le Dr Shirley Lorenzani[5].

Il s'agit d'associer, dans un même repas, sept groupes d'aliments :

1 – des protéines animales,
2 – des légumineuses ou céréales complètes,
3 – des légumes-racines,
4 – des légumes jaunes ou blancs,
5 – des légumes vert sombre,
6 – des légumes rouges, orange ou violets,
7 – des légumes-feuilles.

L'idée est de réunir systématiquement ces aliments, même si le repas est frugal. Il est donc possible de diminuer la quantité, mais il est essentiel de conserver l'association proposée. Il est d'ailleurs conseillé de consommer de petites portions, afin de ne pas se sentir trop "rempli" à la fin du repas.

Il est conseillé de choisir un aliment de chaque groupe dans les tableaux proposés ci-après. Les légumes seront cuits de préférence à la vapeur douce, peu de temps pour qu'ils restent un peu croquants. Prenez le temps de bien mastiquer chaque bouchée. Ne buvez pas pendant les repas.

Ce plan alimentaire est intéressant. Il se base sur la variété des éléments qui le composent. Sa richesse en fibres végétales améliore toujours le transit intestinal. Il est essentiel que tous les ingrédients soient le plus frais possible. Il ne faut pas hésiter à ajouter des condiments et des herbes aromatiques fraîches selon le goût de chacun. L'ail en particulier possède des propriétés anti-candida bien définies (cf. chapitre 5).

Les sauces à salades seront faites sans vinaigre, qui sera remplacé par du jus de citron frais. L'huile pourra être de l'huile d'olive vierge à acidité faible (0,5°) ou un mélange à parts égales d'huile d'olive, de noix et de tournesol vierges. On pourra ajouter au choix de la poudre d'algue, un anchois écrasé, du persil, de la ciboulette, de l'ail, de la menthe, un peu de moutarde...

Le sel doit toujours être ajouté après la cuisson.

Les œufs de fermes fécondés sont bien sûr préférables aux œufs de batterie. Ils seront cuits à l'eau, soit mi-mollets, soit pochés, soit cuits durs, mais jamais frits ! Les omelettes sont également à éviter à cause de la friture.

Les céréales et les légumineuses peuvent poser des problèmes de cuisson au débutant. Certaines graines sont molles et faciles à cuire : sarrasin, kasha, couscous, millet, lentilles d'Égypte. D'autres nécessitent un prétrempage avant la cuisson : riz complet, blé, azukis, lentilles, bulghour, haricots, pois chiches... Les premières pourront être cuites à la façon Pilaf après avoir été réchauffées dans un peu d'huile d'olive. Les secondes seront cuites à la vapeur douce après trempage pendant une nuit. Toutes peuvent être germées et consommées dans les salades.

Les viandes et les volailles ne doivent pas être surcuites. La cuisson douce est vivement conseillée. Les abats : langue, reins, foie, peuvent être consommés uniquement s'ils sont très frais. La viande de porc sous toutes ses formes (y compris la charcuterie...) est à éviter. La cuisson au barbecue horizontal, les fritures, les préparations fumées ou séchées, ne sont pas recommandées.

Les fruits de mer et les poissons constituent une excellente source de protéines et de sels minéraux. Il est préférable de choisir des poissons des mers froides et profondes. Les poissons frais sont également préférables aux filets. Le poisson a besoin de moins de temps de cuisson que la viande ; la cuisson à la vapeur douce lui convient donc parfaitement. Elle a l'avantage de ne pas agresser la chair fragile du poisson et de lui conserver un goût particulièrement agréable. Les fruits de mers doivent être consommés extrêmement frais.

Les légumes doivent être, autant que possible, de culture biologique, ou mieux, de culture bio-dynamique. Dans certaines régions, il est possible de s'organiser afin de s'approvisionner correctement en légumes frais de qualité.

Un exemple de repas

légume à feuille verte	épinard
légume rouge	tomate
céréale	riz complet
protéine complète	viande de bœuf
légume-racine	pomme de terre
légume jaune	courge
légume vert	asperge

Remarquez qu'un spécimen de chaque catégorie de la liste précédente figure dans ce menu. Consommez de petites portions. Vous constaterez que cette façon de manger ne modifiera pas considérablement vos habitudes alimentaires et qu'elle est tout à fait compatible avec une vie sociale normale.

Bon appétit !

Protéines complètes					
Groupe 1	***Viandes***	bœuf		lapin	
		langue de bœuf		veau	
		agneau		foie	
	Volailles	poulet		dinde	
		canard		faisan	
	Œufs	de poule		de caille	
	Poissons,	perche	morue	huitres	crabe
	mollusques,	carpe	laitance	palourdes	écrevisse
	crustacés.	truite	carrelet	praires	homard
		haddock	maquereau	crevettes	langouste
		hareng	loup	gambas	caviar
		sardine	saumon	éperlan	œufs de lump
		sole	colin	raie	calamars
		thon	merlan	poulpe	
Groupe 2	***Céréales***	riz complet		orge	
		millet		sarrasin	
		graines germées		avoine	
				couscous	

	Légumineuses	haricots azukis soja pois chiches	petits pois lentilles lentilles d'Égypte
		Légumes	
Groupe 3	***Légumes-racines***	carotte betterave céleri-racine oignon panais pomme de terre	radis rouge radis noir rutabaga navet
Groupe 4	***Légumes jaunes et blancs***	avocat chou-fleur concombre chou chinois poivron blanc	endive courge haricot blanc courgette jaune poivron jaune

Groupe 5	***Légumes verts***	artichaut asperge haricot vert courgette	brocoli céleri branche poireau poivron vert
Groupe 6	***Légumes rouges, oranges, et violets***	chou rouge tomate citrouille aubergine	poivron rouge poivron orange patate douce
Groupe 7	***Légumes-feuilles***	toutes salades vertes chou de Bruxelles chou vert chicorée persil côtes de bettes chou frisé oseille	laitue épinard cresson romaine pissenlit ciboulette scarole laitue

CONCLUSION

Ce petit livre est destiné à sensibiliser ceux qui se préoccupent de leur santé sur l'un des responsables pouvant être à l'origine de troubles fonctionnels particulièrement fréquents et gênants de notre vie actuelle : le champignon microscopique appelé *candida albicans*.

Sous sa forme de germe saprophyte (la levure), il passe généralement inaperçu, mais il peut devenir rapidement un germe opportuniste (la moisissure) qui profite immédiatement des circonstances qui facilitent sa croissance. Et parmi les nombreuses agressions générées par notre civilisation sur l'organisme, beaucoup se présentent comme des facteurs pouvant influencer son développement exagéré. Il devient alors un fauteur de troubles dès que la résistance de son hôte se trouve compromise. Les désordres qu'il peut alors provoquer à distance sont à ce point nombreux et variés qu'il est bien souvent difficile de penser qu'il puisse en être l'unique origine. Et pourtant !

Parmi les moyens qui sont à notre disposition pour lutter et donner un contrepoids efficace à cet indésirable, l'alimentation est incontestablement le plus efficace. Il est de plus en plus reconnu que notre mode alimentaire influence notre état de santé de manière plus réelle qu'on ne le pensait il y a encore quelques années. De nombreux travaux scientifiques sont venus crédibiliser les théories alimentaires des pionniers tels que Bircher-Benner, Passebecq ou Catherine Kousmine. On connaît maintenant avec plus de précision les facteurs nutritionnels de promotion de maladies graves telles que le cancer et, bien sûr, il est devenu possible de conseiller efficacement sur le plan alimentaire les malades atteints de telles maladies.

En ce qui concerne le *candida albicans*, le déséquilibre alimentaire pouvant expliquer son développement est incontestablement l'excès de consommation du sucre sous toutes formes. Il est bien connu que le sucre est l'aliment énergétique de base de notre nutrition moderne. Il est présent partout, sous une forme plus ou moins apparente, au point que notre goût a changé. Nous ne pouvons pratiquement plus nous en passer, et il peut être considéré comme une véritable drogue moderne. Qui en effet consomme des yogourts naturels ou prend son café sans sucre !

Les infections à candida n'étaient jadis rencontrées que chez les enfants, les vieillards, et les sujets gravement malades. On les trouve aujourd'hui à tout âge, chez des sujets apparemment sains, sans atteinte de l'état général. Loin de régresser, ce type d'infection est en constant développement et peut apparaître comme un effet secondaire pervers, dit iatrogène, du progrès médical. L'utilisation trop systématique de thérapeutiques efficaces, mais agressives, mises en œuvre depuis une trentaine d'années, en est probablement la seconde cause responsable après l'alimentation erronée.

Enfin, nous avons vu que le développement du champignon peut être secondaire à une baisse immunitaire de l'organisme, et nombreuses en sont les causes, ou encore à un trouble de l'équilibre hormonal.

Devant une attaque visible par le *candida albicans*, le traitement chimique permet généralement de venir à bout de l'infection souvent très gênante. L'administration des antifongiques chimiques se fait par application locale, associée ou non à un traitement général. L'efficacité immédiate de ces drogues est établie. Mais il faut insister sur la nécessité d'un traitement dit "de terrain", qui est indispensable pour pouvoir juguler efficacement ce type d'affection qui devient rapidement chronique et récidivante. Tout thérapeute qui se veut efficace à long terme se devra d'investiguer l'ensemble de l'organisme, afin de corriger les carences vitaminiques et minérales éventuelles, de réformer l'alimentation, de corriger les troubles intestinaux chroniques ou les maldigestions, et de traiter localement les troubles provoqués par le développement du champignon. Tout malade ayant pris conscience de l'origine multifactorielle de toute maladie, aura à cœur de participer à sa guérison en collaborant activement avec son thérapeute. Il comprendra que pour arriver à traiter une manifestation locale, l'application d'une pommade et la prise de quelques comprimés ne suffisent plus. Il lui faudra souvent changer définitivement ses habitudes alimentaires, si celles-ci sont erronées et génératrices de perturbation de sa santé, par les excès et les carences qu'elles ont pu induire à la longue.

En s'attaquant aux causes fondamentales et en renforçant dans la mesure du possible son système immunitaire, les résultats n'en seront que plus efficaces et plus durables.

LISTE DES REMÈDES CITÉS

Marque	**Lamberts**
Produits	– Viobin Pancreatin – Caprylic Acid – Enzygest
Adresse	Lamberts Century Place – Lamberts Road GB-Tunbridge Wells TN2 3EQ
Marque	**Nature's Plus**
Produits	– Candida forte – Ultrazyme – Nutrizyme – Vibragest
Adresse	Société Vitalys Immeuble "Vacarelie" Les Platanes F-13100 Aix-en-Provence

Marque	**Biophytarom**
Produits	– Megabase et Candibase – Appareil Hydrosan II pour hydrothérapie du côlon
Adresse	Laboratoire Biophytarom 43, rue de l'Evangile - Cap 18 F-75886 Paris Cedex 18

Marque	**Sanum**
Produits	– Albicansan – Fortakehl – Pefrakehl – Exmykehl – Alkala (poudre et comprimés) – Ascorbate de fer – Liv 52 – Toxex – Mucan – Apo-Hepat – Demyc

Adresses

Ebi-Pharm Lindachstrasse 8c CH-3038 Kirchlindach	Sanum-Kehlbeck Hasseler Steinweg 9-12 DE-27318 Hoya

---

Marque	**Vit'All +**
Produits	– Acidophilus / Biofidus – Super Enzyme – Ail – Ginko Biloba – Fiber Plus
Adresse	RCS Distribution 14, rue de la Galère F-72000 Le Mans

Marque	**Nature & Santé**
Produit	– Orotate de magnésium
Adresse	Nature & Santé 25, rue Victor Hugo F-38300 Bourgoin-Jallieu

---

Marque	**Weleda**
Produits	– Chicorium 5 % – Digestodoron – Basilicum comp. – Choleodoron – Hepatodoron – Chelidonium comp. – Argentum/Quercus comp. – Talc à la calendula – Wecsin – Pommade Sanipied

Adresses

Weleda France B.P. 228 F-68330 Huningue	Weleda Suisse Stollenrain 11 CH-4144 Arlesheim

---

Marque	**Wala**
Produit	– Rosmarinus/Prunus comp.
Adresse	Wala DE-7325 Eckwalden Bad Boll

Marque	**Méga-Food**
Produit	– Immucan
Adresse	Laboratoires Karikas SA 12, rue M. Bloch B.P. 6162 F-69469 Lyon Cedex 06

Marque	**Herba Diffusion**
Produit	– Erbasit (poudre et comprimés)
Adresse	Herba Diffusion Z.I. La Pallud F-83600 Fréjus

Marque	**Biosana**
Produit	– Erbasit (poudre et comprimés)
Adresse	Biosana SA CH-3672 Oberdiessbach

Marque	**PiLeJe**
Produit	– Lactibiane
Adresse	PiLeJe 7, rue des 2 Provinces F-49270 St-Laurent des Autels

Marque	**Medinca**
Produit	– Basin
Adresse	Medinca SA Lüssiweg 2b Postfach 135 CH-6301 Zoug

Marque	**Dr Dünner**
Produit	– Basinette
Adresse	Dr Dünner SA CH-9533 Kirchberg

Marque	**Stern-Apotheke**
Produit	– Rebasit
Adresse	Stern-Apotheke Tälesbahnstrasse 2 DE-73312 Geislingen/Steige

Marque	**Power Herbs**
Produit	– Caprinol
Adresse	Power Herbs Box 1136 USA-Orem, Utah 84057

Marque	**Lifeplan Products**
Produits	– Maxi-Mune – Candidophilus
Adresse	Lifeplan Products Ltd. Unit 1 Elisabethan Way Lutterworth GB-Leicestershire LE174ND

Marque	**Oligopharm**
Produit	– Orotates
Adresse	Oligopharm SA 8, rue Jean Dassier CH-1201 Genève

Marque	**Doetsch Grether**
Produit	– Basica
Adresse :	Doetsch Grether AG Steinentorstrasse 23 – Postfach CH-4051 Bâle

---

Marque	**Orgon**
Produit	Alcavie
Adresse	Körperpflegemittel AG Seestrasse 62 CH-8806 Bäch

RÉFÉRENCES

Introduction

[1] Ray Wunderlich, D. Kalita, *Candida Albicans* (Keats Publishings Inc.).

[2] Il s'agit le plus souvent de la souche *Albicans,* mais il peut s'agir également des souches *Parapsilopsis, Glabrata, Krusei ou Tropicalis.*

[3] Kroker G.-F., *Chronic candidasis and allergy* (in *Food allergy and intolerance* - W.B.Sanders, Philadelphia 1987 - p. 850-872).

[4] *The missing diagnosis*, Truss O. (PO Box 26508 - Birmingham - AL 1983).

[5] William G. Crook, M.D., *The yeast connection* (Jackson, Tennessee - Professional Books, 1983).

[6] Les antibiotiques les plus souvent en cause sont ceux qui sont dérivés de cultures de champignons, encore appelés mycosiques, telle la pénicilline. Selon Glauser (du laboratoire Séphal à Vevey), toute personne ayant reçu dans sa vie une seule injection de pénicilline devient pour toujours un porteur chronique.

[7] antifongique = médication empêchant le développement des champignons.

[8] Il s'agit ici d'un des points les plus importants qui sera développé dans un prochain chapitre.

[9] La candidine est la toxine principale sécrétée par le *candida albicans*.

[10] Cette toxine a été particulièrement étudiée par Mlle Dreyfus, chargée du service de mycologie à la Faculté de médecine de Paris (Laboratoire du Professeur Tanon).

Chapitre 1

[1] Odds, *Candida and candidosis* (2e, éd. Ballière Tindall 1988).

[2] Saprophyte veut dire que ce champignon microscopique, qui ne possède pas de pigment chlorophyllien, dépend pour vivre de la nourriture que lui fournit son hôte.

[3] Bland Jeffrey, *Hidden diseases caused by candida* (Preventive medecine - 3, 12 ; 1984).

[4] Nosal, *Histamine release from isolated rat mast cells due to glycoprotein from Candida albicans in vitro* (J. Hyg. Epid. Microbiol. Immunol. 18 : 377-8, 1974).

[5] Brostoff Jonathan & Challacombe Stefen, *Chronic candidasis & allergy* (in Food allergy and Intolérance - Baillière Tindall, 1988).

[6] Feldman David, *Steroid hormone system found in yeast* (Science magazine - Aug. 1984).

[7] Truss Orian, *Metabolic abnormalities in patients with chronic candidosis : the acetaldehyde hypothesis* (J. Ortho. Psy. 13 :66 - 93, 1984).

Chapitre 2

[1] Les modifications de l'hyperglycémie provoquée sont présentes dans 80 % des obésités (*Approche thérapeutique étiologique des obésités,* de Jacques Moron, Guy Roujon).

[2] Ces perturbations touchent en particulier la circulation et l'équilibre psychique.

[3] Chez certains, la réaction cutanée provoquée par l'injection intradermique était même phlycténulaire !

[4] Magazine "Brigitte" 16/93 - p.136 : *Die Pfunde fielen nur so von mir ab.*

[5] Par ordre de fréquence décroissante : fer, cuivre, zinc, sélénium, manganèse, chrome...

[6] Revue "Pandora", *Les Candidoses* (Juin 92).

[7] I. Roitt, J. Brostoff, D. Male, *Immunologie fondamentale et appliquée* (MEDSI - p.19).

Chapitre 3

[1] Crook W.-G., *The yeast connection* (Professional Books, P.O. Box 3494, Jackson, Tennessee 38301/USA).

[2] Cette enquête est tirée du livre *Encyclopedia of nautral medecine,* M. Murray & J. Pizzorno (in *The yeast connection*, de W.-G. Crook – voir [1]).

[3] Généralement sur milieu de Sabouraud additionné de chloramphénicol-actidione.

[4] Le test intradermique à la candidine fait intervenir les mécanismes immunitaires liés à l'hypersensibilité retardée à médiation cellulaire, dite de type IV. Les lymphocytes T sensibilisés agissent soit par toxicité directe, soit par l'intermédiaire de médiateurs chimiques sécrétés par les lymphocytes : les lymphokines. Contrairement aux autres types d'hypersensibilité, l'hypersensibilité de type IV ne fait pas intervenir d'anticorps. Elle apparait après l'injection de certains antigènes et se manifeste par une réaction inflammatoire localisée au point d'inoculation de l'antigène. Cette réaction survient tardivement : 48 à 72 heures après l'injection. Cette réaction est très spécifique et ne peut être déclenchée que par un antigène vis-à-vis duquel l'organisme a été préalablement sensibilisé.

[5] La réaction peut se traduire par une papule urticarienne précoce ou par une papule tardive, apparaissant après 24, 48, 72 ou 96 heures ; pour être considérée comme positive, elle doit présenter une infiltration de 8 mm de diamètre au moins. Lorsqu'elle est violemment positive, elle peut devenir vésiculeuse ou pustuleuse. Dans certains cas, elle peut s'accompagner d'une réaction focale (exacerbation des lésions ou des symptômes) ou générale (fièvre, céphalée, douleurs musculaires...). Ce sont ces réactions qui sont avant tout significatives.

[6] L'hypersensibilité à la candidine s'installe généralement dans le courant de la deuxième semaine de l'infection et peut persister des mois, voire des années après la guérison.

Chapitre 4

[1] Krocker G.-F., *Chronic candidasis and allergy,* in *Food allergy and intolerance* (Sanders)
The Yeast Connection (cf. chapitre 3, réf. [1]).

[2] Boero M., Pera A., Andruilli A., *Candida overgrowth in gastric juice of peptic ulcers subjectson short, or long-term treatments with H2-receptor antagonists* (Digestion 1983 - n°28 - p.158-163).

[3] Brun Christian, *Stress et immunité* (Centre Européen d'Etudes et de Recherches Naturopathiques - 100, rue Barrault - F-75013 Paris).

[4] Le coefficient immunitaire est donné par le rapport des lymphocytes T4/T8.

[5] Texte issu de la documentation Ebi-Pharm - Sanum.

[6] Anne Durandy, *Immunologie des infections chroniques à* candida albicans (M/S 1990 - n° 6 - 77-80).

[7] Anne Durandy, *Mannan-specific and mannan-induced T-cell suppressive activity in patients with chronic mucocutaneous candidasis* (J. Clin Immunology 1987 7/5 : 400).

[8] Fischer A., Ballet J.-J., *Specific inhibition of in vitro candida-induced lymphocyte proliferation by polysaccharidic antigens present in the serum of patients with chronic mucocutaneous candidasis.*

Chapitre 5

[1] Rubinstein E., Mark Z., Haspel J., *Antibacterial activity of the pancreatic fluid* (Gastroenterol. 1985, n° 88 - p. 927-932).
[2] Ransberger K., *Enzyme treatment of immun complex diseases* (Arthritis rheuma. 1986 - n° 8 - p. 16-19).
[3] Eabe F., Nagata S., Hotchi M., *Experimental candidiasis in liver injury* (Mycopathologia 1987 - n° 100 - p. 37-42).
[4] Hunnisett, *Gut fermentation syndrome* (J. Nut. Med. 1:1, 1990).
[5] Horowitz B.-J., *Sugar chromatography studies in recurrent candida vulvovaginitis* (J. Repro. Med. 7 :441-443, 1984).
[6] Lablanchy J.-P., *Les candidoses* (Bulletin de l'Association Médicale Kousmine Internationale - n° 5 - 1e sem 1993).
[7] Adetumbi M.-A., *Allium sativum, a natural antibiotic* (Medical hypothesis 1983 - n° 12 - p. 227-237).
Amer T., *The effect of aqueous garlic extract on the growth of dermatophytes* (International journal of dermatology 1980 - n° 19 - p. 285-287).
Moore G.-S., Atkings R.-D., *The fungicidal and fungistatic effects of an aqueous garlic extract on medically yeastlike fungi* (Mycologia 1977 - n° 69 - p. 341-348).
Sandhu D.-K., Warraich M.-K., Singh S., *Sensivity of yeasts isolated from cases of vaginitis to aqueous extracts of garlic* (Mykosen 1980 - n° 23 - p. 691-698).
[8] Ibidem [6].
[9] Les Polyènes comprennent différents antibiotiques devenus classiques, et deux sont surtout utilisés chez l'homme : l'amphotéricine B et la nystamine. Leur activité repose sur l'inhibition de la formation de la membrane du champignon.
[10] Les Azolés représentent une vaste famille de médicaments antifongiques dont le mode d'action est l'inhibition de la synthèse de l'ergostérol membranaire.
[11] Tableau extrait de *The Medical Letter* n° 7 du 27/03/92.
[12] Tableau extrait de *The Medical Letter* n° 20 du 27/09/91.
[13] À cette époque, de nombreux biologistes avaient découvert la possibilité d'adaptation des micro-organismes à certains paramètres biologique, biochimique et bioélectronique du milieu vivant au sein duquel ils se développent, ainsi que leur capacité de mutation à l'intérieur de ce milieu (capacité qu'ils perdent lorsqu'ils sont étudiés

en dehors de celui-ci). Il faut citer les noms de Béchamp, Tissot, les travaux de Hugel, de Hery, de Villequez, de Roy et de bien d'autres auteurs. Les travaux du prof. Enderlein ont l'avantage d'avoir débouché sur une hypothèse pathogénique de ce polymorphisme et sur des thérapies dites "isopathiques" qui sont très efficaces.

[14] Galland l., *Nutrition & Candidasis* (J. Ortho. Psy. 14:50-60, 1985).

[15] Am. J. Clin. Nutr. 34 :1906-11, 1981.

[16] Galland l., *Nutrition & Candida Albicans* (J. Bland Ed., A year in nutritional medecine, 1986).

[17] Brostoff Jonathan & Challacombe Stephen, *Chronic candidasis & allergy (*in Food allergy & intolerance - Bailliere Tindall, 1988).

[18] Boyne R., Arthur J.-R., *The response of selenium deficient mice to candida albicans infection* (J. Nutr. 116(5):816-822, 1986).

[19] Truss Orian, *Metabolic abnormalities in patients with chronic candidasis* (J. Orth. Med. 13 :66 - 93, 1984).

[20] Ibidem [14].

[21] Ibidem [14] : n° 15:50-60.

Samaranayake L.P., *Nutritional factors and oral candidosis* (Journal of oral pathology 1986 - n° 15- p. 61).

Edman J., Sobel J.-D., Taylor M.-L., *Zinc status in women with recurent vulvovaginal candidasis* (Am. Jour. Ob. Gynéc. 1986 - n° 155 - p. 1082-1085).

Boyne R., Arthur J.-R., *The response of selenium-deficient mice to candida albicans infection* (Journal of nutrition 1986 - n° 116 - p. 816-822).

[22] Keeney E.-L., *Sodium caprylate, a new and effective treatment of moniliasis of the skin and mucous membranes* (Bull. John Hopkins Hosp. 1946 - n° 78 - p. 333-339).

Nerhauser I., Gustus E.-L., *Success treatment of intestinal moliliasis with fatty acid resin complex* (Arch. Intern. Med. 1954 - n° 93 - p. 53-60).

[23] Schwabe A.-D., Bennett L.-R., Bowman L.-P., *Octanoic acid absorption and oxidation in humans* (Journ. Applied Physiology, 1964 - n° 19 - p. 335-337).

[24] Ibidem [6].

[25] Duke J.-A., *Handbook of medicinal herbs* (CRC Press - Boca Raton - FL - 1985).

Leung A.-Y., *Encyclopedia of common natural ingredients used in food, drugs, cosmetics* (John Wiley & Sons, NY - 1980).

Hahn F.-E., *Antibiotics - Berberine* (CIAK J. 1976 - n° 3 - p. 577-588).

Mahajan V.-M., Sharma A., Rattan A., *Antimycotic activity of berberine sulphate* (Sabouraudia 1982 n° 20 - p. 79-81).
Sharma R., Joshi C.-K., Goyal R.-K., *Berberine tannate in acute diarrhoea* (Indian pediatrics 1970 - n° 7 -p. 496-501).
Desai A.-B., Shah K.-M., Shah D.-M., *Berberine in treatment of diarrhoea* (Indian pediatrics 1971 - n° 8 - p. 462-465).

[26] Sabir M., Bhide N., *Study of some pharmacologic actions of berberine* (Ind. J. Phys. Pharm. 1971 - n° 15 - p. 111-132).

[27] Kumazawa Y., Itagaki A., Fukumoto M., *Activation of peritoneal macrophages by berberine-type alkaloïds in terms of induction of cytostatic activity* (Int. J. Immunopharm. 1984 - n° 6 - p. 587.592).

[28] Willard T., *A textbook of natural medecine* (John Bastyr College Publications - Seattle, WA - 1988).

[29] Ibidem [17].

[30] Coeugniet E, Kühnast R., *Rezidivierende Candidasis.*

[31] Ibidem [17].

[32] Collins E.-B., Hardt P., *Inhibition of candida albicans by lactobacilus acidophilus* (J. dairy sc. 1980 - n° 63 - p. 830-832)

[33] *Les candidoses vaginales* (Documentation Pfizer)

[34] Besson Ph.-G., *Acide-base, une dynamique vitale* (éd. Jouvence/3 Fontaines, 1991/2003).

[35] L'Association Médicale Kousmine Internationale conseille l'utilisation de l'appareil américain Hydro-San II, distribué en France par le Laboratoire Biophytarom (cf. liste des remèdes cités).

Chapitre 6

[1] Bains de MnO4K aqueux au 1/10.000° ou 1/20 000°, suivis d'application de : talc au borate de soude ; talc au Calendula ; poudre Wecesin de Weleda).

[2] Les solutions d'acide benzoïque, le violet de gentiane (chlorure de méthyllrosanilium) ou le thiosulfate de sodium sont des antifongiques peu coûteux et efficaces, qui peuvent être utilisés comme traitements locaux.

[3] Ray C. Wunderlich, Dwight K. Kalita, *Candida albicans* (Keats Publishing Inc.).

[4] Cf. chapitre 5 : *Les compléments nutritionnels.*

[5] *Albicansan D4* suppositoires/ovules de Sanum.

[6] Ibidem [1].

[7] Les femmes, dans le troisième trimestre de la grossesse, sont plus sujettes aux candidoses vaginales (*Principes de médecine interne,* Harrison).

[8] *Les candidoses vaginales* (Documentation scientifique Pfizer).

[9] Il s'agit de *candida albicans* dans 60 % des cas. Dans le reste des cas, il s'agit de *candida glabrata.*
[10] *La candidose génitale* (Document Pfizer, Zurich).
[11] Parewijck W. et al. : 1988.
[12] Une cuillèrée à soupe de vinaigre pour un litre d'eau.
[13] Document sur le traitement des candidoses chroniques chez les patients atteints du Sida - Service d'épidémiologie.
[14] La classification est la suivante :
- stade I : syndromes associés à la séroconversion (passe souvent inaperçu),
- stade II : sujets séropositifs sans symptômes ni adénopathies,
- stade III : sujets séropositifs, asymptomatiques, avec adénopathies,
- stade IV : infection HIV symptomatique.

[15] Par globale, j'entends en prenant soin de corriger l'alimentation, de donner des compléments alimentaires appropriés, de corriger l'équilibre acido-basique, de veiller à l'hygiène intestinale et de traiter les champignons par des remèdes isopathiques.

Chapitre 7

[1] La réintroduction des céréales complètes dans l'alimentation doit se faire progressivement. Au début, les portions sont petites : 1/2 de tasse à un repas, à renouveler 4 jours plus tard si cette quantité est bien supportée, en augmentant ainsi tous les 4 jours d'1/2 tasse. En ce qui concerne le pain au levain, c'est la même chose. Il remplacera le pain sans levain à un repas pour tester la tolérance, puis sera répété quelques jours plus tard s'il ne provoque pas de réapparition de symptômes. La réintroduction de nouveaux aliments doit être séquentielle, prudente, et graduelle.
[2] Connolly Pat, *The candida albicans yeast-free cookbook* (Keats Publishing 1985 - New Canaan - Connecticut).
[3] Price Weston A., DDS, *Nutrition and physical degeneration* (La Mesa - California - 1970).
[4] Page Melvin E., DDS, *Your body is your best doctor* (New Canaan - Connecticut 1972 - Keats Publishing).
[5] Lorenzani Shirley, PHD, *Candida albicans, friend or foe* (La Mesa - California - 1984).
[6] Ce régime alimentaire et le tableau proposé sont extraits du livre de Pat Connolly (cf. note [2]). Le tableau a cependant été corrigé en fonction de nos habitudes alimentaires européennes et dans le sens d'une alimentation saine.

Dépôt légal : octobre 2003
IMPRIMÉ EN FRANCE

Achevé d'imprimer le 6 octobre 2008
sur les presses de l'imprimerie « La Source d'Or »
63039 Clermont-Ferrand
Imprimeur n° 13994

Dans le cadre de sa politique de développement durable,
La Source d'Or a été référencée IMPRIM'VERT®
par son organisme consulaire de tutelle.
Cette marque a été attribuée à l'issue d'un programme d'investissements
et d'un audit garantissant la totale récupération des déchets
à des fins de recyclage.
Cet ouvrage est imprimé - pour l'intérieur -
sur papier bouffant "Munken Print" 90 g
des papeteries Arctic Paper, dont les usines ont obtenu
la certification environnementale ISO 14001
et opèrent conformément aux normes E.C.F., F.S.C. et E.M.A.S.